Generalbericht

über das

Medizinal- und Sanitäts-Wesen

des Regierungsbezirks Danzig

in den Jahren 1883—1885.

Von

Dr. Zeuschner,

Königl. Regierungs- und Medizinal-Rath.

Auf Anordnung Sr. Excellenz, des Herrn Ministers der geistlichen, Unterrichts- und Medizinal-Angelegenheiten zum Druck bestimmt.

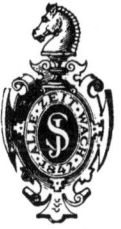

Springer-Verlag Berlin Heidelberg GmbH 1887

ISBN 978-3-662-32144-7   ISBN 978-3-662-32971-9 (eBook)
DOI 10.1007/978-3-662-32971-9

Inhalts-Verzeichniss.

	Seite
1. Einleitung	1
2. Die Volkszählungen in den Jahren 1875, 1880 und 1885	1
3. Die klimatologischen Verhältnisse des Bezirks nach den Ergebnissen zweijähriger meteorologischer Beobachtungen in Neufahrwasser und Hela	3
4. Die Bewegung der Bevölkerung im Jahre 1883 nach den Geburten und Sterbefällen im ganzen Bezirk, in den Land- und Stadtgemeinden insbesondere, und speciell in der Stadt Danzig und Elbing, mit einer Uebersicht über die Zahl der lebend- und todtgeborenen Kinder nach dem Familienstande (ehelich und unehelich)	7
5. Hauptübersicht der Sterblichkeit unter den Kindern im Alter von 0—5 Jahren	9
6. Specielle Nachweisung der Bevölkerungs-Vorgänge im Jahre 1885 in Danzig und Elbing, nebst einer vergleichenden Uebersicht dieser Vorgänge mit denen im Jahre 1883 und dem Durchschnitts-Ergebniss der Jahre 1878—1882	
7. Gebürts- und Sterblichkeits-Verhältnisse des Bezirks im Jahre 1885	11
8. Der allgemeine Gesundheitszustand in den Jahren 1883—1885 mit einer Uebersicht der in den Jahren 1883 und 1884 in den einzelnen Quartalen vorgekommenen Todesfälle durch Infektionskrankheiten	18
9. Uebersicht der in den einzelnen Kreisen im Jahre 1885 vorgekommenen Todesfälle durch Infektionskrankheiten	20
10. Die Cholera. Vorkehrungen etc.	22
11. Pocken, nebst Tabellen über Impfungen und Wiederimpfungen in den Jahren 1883, 1884 und 1885	25
12. Diphtheritis	35
13. Abdominal-Typhus, Flecktyphus (Rückfallfieber)	36
14. Tabellen über das Auftreten verschiedenartiger ansteckender Krankheiten in einzelnen Ortschaften und Städten während der Jahre 1883, 1884 und 1885	36
15. Ueber den Stand der syphilitischen Erkrankungen im Bezirk	47
16. Wohnstätten. Reinigung der Abwässer aus Fabriken (Zuckerfabriken) etc.	51
17. Trinkwasserfrage	56
18. Nahrungs-, Genussmittel und Gebrauchsgegenstände, Nachweisungen über die Fleischschau in den Jahren 1883, 1884 und 1885	61
Nachweisung über den Pferdefleisch-Verbrauch in den Jahren 1883, 1884 und 1885	65
Specielle Untersuchungsergebnisse einzelner Nahrungs- und Genussmittel auf der hiesigen Untersuchungsstation in den Jahren 1883, 1884 und 1885	67
19. Gewerbliche Anlagen	69
Zahl der concessionspflichtigen Anlagen in den einzelnen Kreisen	69
Die Danziger Cellulose-Fabrik	70
20. Schulwesen in hygienischer Beziehung mit Bemerkungen über die städtischen Taubstummenschulen in Danzig und Marienburg und über die Provinzial-Taubstummen-Anstalt in Marienburg	72

	Seite
21. Gefängnisswesen	74
22. Fürsorge für die Kranken und Gebrechlichen	76
Die Provinzial-Irren-Anstalt in Neustadt	76
Die öffentlichen Kranken-Anstalten in Berent, Carthaus, Stadtkreis Danzig nebst den Privat-Kranken-Anstalten daselbst, im Stadtkreis Elbing nebst der Privat-Augenklinik daselbst, in Marienburg, in Neustadt, Pr. Stargard, Dirschau und Pelplin, nebst tabellarischer Uebersichten über deren Frequenz in den Jahren 1883, 1884 und 1885	78
Bade-Anstalten	88
23. Bemerkung über Leichenschau und Begräbnisswesen	88
24. Medizinal-Personen Statistik	89
Aerzte, Zahnärzte	89
Hebammen	90
Hebammenlehr-Anstalt	90
Die Organisation des Hebammenwesens nach der Verordnung vom 6. August 1883	97
Heildiener	100
Krankenpflegerinnen	101
25. Aerztliche Vereine	103
26. Medizinal-Beamten-Personal, Physiker, Medizinal-Collegium	103
Deren Beschäftigung in gerichtlicher Beziehung in den Jahren 1883, 1884 und 1885	104
27. Apothekenwesen und Handel mit Arzneimitteln	109

Durch das Gesetz vom 19. März 1877 (Gs. S. 107) ist die frühere Provinz Preussen in Ost- und Westpreussen getheilt worden. Die Theilung ist am 1. April 1878 vollzogen. Der Regierungsbezirk Danzig umfasst wie früher das nördliche Gebiet zu beiden Seiten der unteren Weichsel, die alten Gaue Pomerellen und Kassubenland. Der Bezirk zerfällt in 9 Kreise. Sein Flächeninhalt beträgt 794 880 ha 68 a und 52 qm. Dieselben vertheilen sich auf die 9 Kreise wie folgt:

Regierungsbezirk	Kreis	Flächeninhalt
Danzig	Berent	123 673 ha 14 a 16 □ m
	Carthaus	139 656 „ 40 „ 11 „
	Landkreis Danzig	105 439 „ 35 „ 35 „
	Stadtkreis Danzig	1 974 „ 79 „ 81 „
	Landkreis Elbing	60 763 „ 70 „ 45 „
	Stadtkreis Elbing	1 238 „ 24 „ 33 „
	Marienburg	81 128 „ 57 „ 56 „
	Neustadt	143 282 „ 83 „ 99 „
	Pr.-Stargard	137 723 „ 62 „ 76 „
	Zusammen	794 880 ha 68 a 52 □ m.

Die Volkszählung im Regierungsbezirk Danzig am 1. Dezember 1875 und am 1. Dezember 1880 ergab nachstehende Resultate:

Regierungsbezirk	Kreis	1875	1880	Zunahme (+) Abnahme (−) der Bevölkerung 1875–1880	
				überhaupt	Prozent
Danzig	Berent	44 588	46 245	+ 1 657	+ 3.72
	Carthaus	56 651	59 254	+ 2 603	+ 4.59
	Landkreis Danzig	77 958	80 247	+ 2 289	+ 2.94
	Stadtkreis Danzig	97 931	108 549	+ 10 618	+ 10.84
	Landkreis Elbing	37 829	37 381	− 448	− 1.18
	Stadtkreis Elbing	33 520	35 757	+ 2 237	+ 6.68
	Marienburg	57 566	59 688	+ 2 122	+ 3.69
	Neustadt	62 558	64 605	+ 2 047	+ 3.27
	Pr.-Stargard	73 715	76 991	+ 3 276	+ 4.44
	Zusammen	542 316	568 717	+ 26 401	+ 4.87

Die Volkszählung am 1. Dezember 1885 stellte folgende Ziffern für die Bevölkerung des Regierungsbezirks heraus:

Regierungs-bezirk	Kreis	1880	1885	Zunahme (+) Abnahme (−) der Bevölkerung 1880–1885	
				überhaupt	Prozent
Danzig	Berent	46 324	46 359	+ 35	+ 0.08
	Carthaus	59 268	58 824	− 444	− 0.75
	Landkreis Danzig	80 232	81 550	+ 1 318	+ 1.64
	Stadtkreis Danzig	108 551	114 822	+ 6 271	+ 5.78
	Landkreis Elbing	37 316	37 378	+ 62	+ 0.17
	Stadtkreis Elbing	35 842	38 286	+ 2 444	+ 6.82
	Marienburg	59 819	59 812	− 7	− 0.01
	Neustadt	64 698	64 733	+ 35	+ 0.05
	Pr.-Stargard	77 131	76 944	− 187	− 0.24
	Zusammen	569 181	578 708	+ 9 527	+ 1.67

Die Zu- und Abnahme ist nach den später für das Jahr 1880 erfolgten Berichtigungen berechnet. In den 12 Städten des Regierungsbezirks Danzig (Danzig, Elbing, Tollkemit, Marienburg, Neuteich, Tiegenhof, Dirschau, Pr.-Stargard, Berent, Schoeneck, Neustadt und Putzig) ist die Bevölkerung in den letzten 5 Jahren von 192 510 auf 203 114 Seelen, mithin um 10 604 Seelen oder um 5,51 % gestiegen. Dagegen ist die ländliche Bevölkerung von 376 671 Seelen auf 375 594, mithin um 1077 Seelen oder 0,29 % zurückgegangen.

Die durch das Königliche meteorologische Institut veröffentlichten Ergebnisse der meteorologischen Beobachtungen aus dem Regierungsbezirk Danzig beziehen sich nur auf Neufahrwasser und Hela. Für das Jahr 1883 sind nachstehende Tabellen aufgestellt:

Monat	Luftdruck					Lufttemperatur									Absolute Feuchtigkeit				Relative Feuchtigkeit			
	Mittel	Maximum	Datum	Minimum	Datum	6a	2p	10p	Mittel	Mittl. Maximum	Mittl. Minimum	Absol. Maximum	Datum	Absol. Minimum	Datum	6a	2p	10p	Mittel	6a	2p	10p	Mittel
	mm	mm		mm		C°	C°	C°	C°	C°	C°	C°		C°		mm	mm	mm	mm	%	%	%	%

Neufahrwasser.
$\lambda = 18° 40'$ E. $\varphi = 54° 24'$ N.

8a 2p 8p   8a 2p 8p   8a 2p 8p

Monat	Mittel	Max	Dat	Min	Dat	6a	2p	10p	Mittel	M.Max	M.Min	A.Max	Dat	A.Min	Dat	6a	2p	10p	Mittel	6a	2p	10p	Mittel
Januar	764.3	779.3	6	748.4	30	−2.9	−0.7	−2.2	−2.3	0.1	−4.3	7.2	30	−11.2	6	3.3	3.5	3.5	3.4	85	77	87	83
Februar	768.0	780.4	17	755.0	28	−2.0	1.8	−0.2	−0.6	2.3	−3.2	8.2	22	−11.6	19	3.6	3.9	3.9	3.8	87	73	85	82
März	758.0	782.8	3	736.2	6	−3.8	−0.2	−3.0	−2.9	0.8	−6.4	6.2	4	−17.0	11	3.0	3.2	3.2	3.1	83	70	84	79
April	763.7	776.6	8	749.9	30	3.8	6.2	3.8	4.2	6.8	1.9	15.5	24	−3.9	9	5.0	5.0	5.2	5.1	83	70	85	79
Mai	759.7	769.1	15	746.4	19	10.8	12.4	9.1	9.9	14.4	5.4	24.3	16	−1.7	3	7.0	7.2	6.9	7.0	72	67	79	73
Juni	760.3	769.2	29	749.0	20	17.0	18.9	15.9	16.0	20.1	11.0	26.9	30	5.5	1	10.3	10.6	10.4	10.4	72	66	77	72
Juli	756.9	767.7	1	745.0	27	18.9	22.1	17.8	18.4	23.2	13.6	30.4	13	9.6	17	11.8	11.3	11.9	11.7	73	60	78	70
August	759.5	770.3	19	746.8	29	16.2	19.1	15.3	16.0	20.1	12.5	24.0	27	8.7	11	11.0	10.8	10.9	10.9	80	66	84	77
September	759.6	772.3	13	746.4	3	13.3	17.6	13.3	14.0	18.6	9.7	26.2	1	2.4	25	9.6	9.6	10.0	9.7	83	64	87	78
Oktober	760.9	778.1	30	744.4	18	7.1	10.8	7.8	8.0	12.2	5.1	16.1	16	−2.9	31	6.9	7.4	7.1	7.1	87	76	88	84
November	759.1	771.7	28	739.7	7	3.1	5.4	3.8	3.8	6.3	1.7	10.1	1 7	−2.2	17	5.3	5.6	5.5	5.5	92	84	91	89
Dezember	758.1	779.3	31	729.6	4	0.8	1.7	1.1	1.1	3.2	−0.4	8.8	14	−7.0	6	4.5	4.6	4.6	4.6	91	88	91	90
Jahr	760.7	782.8	3 III	729.6	4 XII	6.9	9.6	6.9	7.1	10.7	3.9	30.4	13 VII	−17.0	11 III	6.8	6.9	6.9	6.9	82	72	85	80

Hela.
$\lambda = 18° 48'$ E. $\varphi = 54° 37'$ N.

Monat	Mittel	Max	Dat	Min	Dat	6a	2p	10p	Mittel	M.Max	M.Min	A.Max	Dat	A.Min	Dat	6a	2p	10p	Mittel	6a	2p	10p	Mittel
Januar	—	—	—	—	—	−2.1	−0.8	−1.5	−1.5	−0.4	−2.9	4.0	2 30	−9.5	16	3.5	3.5	3.5	3.5	86	81	85	84
Februar	—	—	—	—	—	−1.1	1.1	−0.3	−0.1	—	−1.7	5.8	22	−7.0	20	3.7	3.9	3.8	3.8	88	79	87	85
März	—	—	—	—	—	−3.0	−0.5	−2.5	−2.0	−0.1	−4.0	4.8	4	−9.5	22	3.2	3.4	3.2	3.3	87	77	85	83
April	—	—	—	—	—	2.2	5.6	2.8	3.5	6.0	1.5	11.5	27	−1.5	1	4.8	5.4	4.9	5.0	91	78	88	86
Mai	—	—	—	—	—	8.2	11.1	6.9	8.7	12.9	4.3	24.0	16	−3.0	3	6.8	6.8	6.4	6.7	82	70	85	79
Juni	—	—	—	—	—	15.2	18.9	13.9	16.0	21.2	11.4	29.3	30	6.0	1	10.6	10.1	10.0	10.2	82	62	84	76
Juli	—	—	—	—	—	17.8	21.5	16.9	18.7	23.6	14.7	31.3	3	11.0	31	11.8	11.7	11.8	11.8	78	61	82	74
August	—	—	—	—	—	15.6	19.0	15.5	16.7	20.7	13.8	24.5	4	11.0	19	11.1	11.6	11.3	11.3	84	71	86	80
September	—	—	—	—	—	13.3	17.1	14.5	15.0	18.0	11.9	24.7	2	4.0	22	9.8	10.4	10.2	10.1	84	69	82	78
Oktober	—	—	—	—	—	8.2	11.1	9.1	9.5	11.5	7.3	15.0	1	1.5	29	7.1	7.5	7.4	7.3	87	75	85	82
November	—	—	—	—	—	4.6	5.9	4.9	5.1	6.1	3.6	9.5	7	0.0	18	5.9	5.8	5.9	5.9	93	84	91	89
Dezember	—	—	—	—	—	1.7	2.2	1.7	1.9	2.9	0.5	6.5	1 14	−4.0	18	4.8	4.7	4.7	4.7	92	88	91	90
Jahr	—	—	—	—	—	6.7	9.4	6.8	7.6	—	5.0	31.3	3 VII	−9.5	16 I / 22 III	6.9	7.1	6.9	7.0	86	75	86	82

— 4 —

Monat	Bewölkung				Niederschlag			Zahl der Tage mit								Zahl der Beobachtungen mit								
	6a	2p	10p	Mittel	Summa	Maximum in 24 St.	Datum	mehr als 2.0mm ◉✳ △▲	✳	△ ▲	☌	≡	heiter	trübe	⦙⦙⦙	N	NE	E	SE	S	SW	W	NW	Calmen
					mm	mm																		

Neufahrwasser.

H. = 4.5 Meter. ht = 2.5 Meter. hr = 1.0 Meter.

8a 2p 8p

Januar ..	8.3	7.6	8.0	8.0	12	2.5	2	13	6	—	—	2	—	17	3	9.5	5.5	1	12	35.5	18.5	2.5	8.5	—
Februar .	6.3	6.1	5.8	6.1	8	2.3	5	8	6	—	—	3	8	12	2	6	3	7	18	22.5	8.5	9	8	2
März ..	7.1	7.5	7.3	7.3	29	5.1	7	11	10	3	—	2	1	16	3	19.5	14	1	4.5	15	11	6	12	10
April....	8.4	8.1	7.1	7.9	35	17.1	30	6	—	—	—	5	2	18	—	30.5	21	7	6	5.5	2	6.5	9.5	2
Mai	5.5	6.0	5.1	5.5	38	14.2	1	12	1	1	1	2	6	11	1	27.5	14	7.5	5	5	5	8.5	16.5	4
Juni ...	5.7	5.5	5.1	5.4	46	14.5	17	7	—	—	2	—	6	9	—	36.5	11.5	8	9	4.5	0.5	7	13	—
Juli	6.2	6.9	6.1	6.4	107	23.4	14	11	—	2	5	—	1	10	2	14	12	4.5	5	13.5	16.5	15	5.5	7
August .	7.0	7.4	6.4	6.9	90	27.5	7	14	—	—	6	1	1	14	—	12.5	7	2.5	2	7	16.5	21	18.5	6
September .	6.5	6.4	5.8	6.2	59	19.6	9	10	—	—	2	1	3	11	—	10.5	4.5	7	9	23	14.5	9	7.5	5
Oktober...	7.8	6.5	6.1	6.8	52	28.1	5	11	—	1	—	4	2	11	2	6	1.5	1.5	8	30.5	19.5	15	7	4
November .	7.4	8.7	8.4	8.2	46	6.3	12	15	1	—	—	2	—	17	—	2	—	1	7.5	37	19	12	9.5	2
Dezember .	8.8	8.5	8.5	8.6	40	7.6	3	18	8	—	—	3	—	20	2	8.5	2	—	5	19.5	16.5	21	18.5	2
Jahr.....	7.1	7.1	6.6	6.9	558	28.1	5 X	136	32	7	16	25	30	166	15	183	96	48	91	218.5	148	132.5	134	44

Hela.

H. = 5 Meter. ht = 2.5 Meter. hr = 1.0 Meter.

Januar ...	6.7	7.0	7.0	6.9	13.9	3.3	5	10	7	4△3▲	—	2	3	12	14	8	8	1	12	36	7	11	10	—
Februar...	5.5	5.3	4.6	5.1	10.2	6.6	22	7	3	1△1▲	—	5	9	8	10	4	3	8	25	18	9	9	8	—
März.....	6.2	6.5	5.7	6.2	28.9	6.8	14	14	13	3△2▲	—	1	4	11	9	8	28	4	4	17	12	7	11	2
April ...	7.0	6.9	6.0	6.6	21.7	7.0	30	10	1	1▲	—	7	2	11	8	20	33	10	7	4	1	5	9	1
Mai	4.4	5.3	4.0	4.6	33.0	6.6	19	13	1	—	1	3	12	5	5	11	15	18	4	5	2	10	18	10
Juni	4.9	4.2	4.9	4.7	47.5	13.3	17	8	—	1▲	1	2	11	7	6	20	7	18	6	1	—	11	18	9
Juli	5.2	5.7	5.6	5.5	128.0	45.5	27	14	—	—	4	—	4	8	6	3	8	13	4	15	14	13	16	7
August ...	5.7	6.6	5.6	6.0	77.4	19.4	7	14	—	—	5	1	2	6	7	11	6	7	3	11	18	17	15	5
September .	6.0	6.0	4.6	5.5	58.2	12.3	19	13	—	—	1	1	6	8	11	6	8	11	15	26	9	4	7	4
Oktober...	5.9	6.2	4.2	5.4	41.4	24.8	6	13	—	1▲	—	3	5	7	18	2	6	2	14	27	23	5	11	3
November .	7.3	7.8	7.7	7.6	45.4	14.0	12	12	—	—	—	2	2	16	16	1	—	—	4	42	25	10	6	2
Dezember .	8.1	7.9	9.0	8.3	43.6	5.5	2	21	8	6△3▲	—	1	1	23	11	10	2	—	5	23	19	16	16	2
Jahr.....	6.1	6.3	5.7	6.0	549.2	45.5	27 VII	149	33	14△12▲	12	28	61	122	121?	104	124	92	103	225	139	118	145	45

— 5 —

Die meteorologischen Beobachtungen für das Jahr 1884 führten zu nachstehenden Ergebnissen:

Monat	Luftdruck					Lufttemperatur									Absolute Feuchtigkeit				Relative Feuchtigkeit			
	Mittel mm	Maximum mm	Datum	Minimum mm	Datum	6a C⁰	2p C⁰	10p C⁰	Mittel C⁰	Mittl. Maximum C⁰	Mittl. Minimum C⁰	Absol. Maximum C⁰	Datum	Absol. Minimum C⁰	Datum	6a mm	2p mm	10p mm	Mittel mm	6a %	2p %	10p %	Mittel %

Neufahrwasser.

λ = 18° 40′ E.   φ = 54° 24′ N.

8a 2p 8p   8a 2p 8p   8a 2p 8p

Monat	Mittel	Max	Dat	Min	Dat	8a	2p	8p	Mittel	M.Max	M.Min	A.Max	Dat	A.Min	Dat	8a	2p	8p	Mittel	8a	2p	8p	Mittel
Januar	758.6	779.0	1	732.7	24	1.0	2.6	1.3	1.4	3.5	−0.5	9.1	30	−8.9	6	4.4	4.6	4.4	4.5	87	83	86	85
Februar	764.2	779.7	15	746.9	1	1.0	3.2	1.8	1.7	4.3	0.4	8.3	1	−5.8	19	4.5	5.1	4.8	4.8	91	86	91	89
März	765.2	775.9	15	755.9	21	1.2	4.3	2.2	2.1	4.6	−0.1	12.4	17	−5.0	6	4.4	4.8	4.7	4.6	87	76	87	83
April	760.5	766.7	7 8	752.4	16	3.7	5.4	4.2	4.2	6.3	1.2	11.2	16	−5.9	19	5.2	5.2	5.3	5.2	86	76	85	82
Mai	760.8	774.4	22	745.5	4	11.3	12.7	10.5	10.8	15.1	6.5	28.0	18	2.8	8	7.4	7.3	7.5	7.4	74	67	79	73
Juni	757.9	767.2	13	747.8	4	14.6	15.8	13.7	14.1	17.7	10.4	24.8	11	4.0	1	9.6	9.7	9.4	9.6	78	74	81	78
Juli	761.1	767.5	2	755.2	24	18.6	20.4	17.8	17.9	22.3	12.9	29.1	4	7.2	28	12.0	11.7	12.0	11.9	75	65	79	73
August	763.0	770.8	8	752.1	1	16.0	18.1	15.7	15.7	19.2	11.9	28.1	11	5.1	30	10.6	10.3	10.3	10.4	78	67	78	74
September	764.7	776.5	12	745.0	5	13.8	18.6	13.8	14.6	20.0	10.4	28.6	4	5.2	30	10.4	10.5	10.7	10.5	88	65	88	80
Oktober	759.0	777.0	31	739.9	26	6.6	10.5	7.9	7.8	11.8	5.7	18.3	1	0.2	24 31	6.5	6.7	6.8	6.7	88	71	85	81
November	764.5	778.9	17	746.2	28	−0.4	2.5	0.0	0.3	4.1	−2.6	12.7	6	−14.8	22	4.2	4.6	4.2	4.3	88	80	87	85
Dezember	756.9	774.3	31	743.4	20	1.7	2.2	1.9	1.9	2.6	−0.5	10.3	8	−16.6	1	4.6	4.8	4.8	4.7	88	87	89	88
Jahr	761.4	779.7	15 II	732.7	24 I	7.4	9.7	7.6	7.7	11.0	4.6	29.1	4 VII	−16.6	1 XII	7.0	7.1	7.1	7.1	84	75	85	81

Hela.

λ = 18° 48′ E.   φ = 54° 37′ N.

Monat	Mittel	Max	Dat	Min	Dat	8a	2p	8p	Mittel	M.Max	M.Min	A.Max	Dat	A.Min	Dat	8a	2p	8p	Mittel	8a	2p	8p	Mittel
Januar	—	—	—	—	—	1.5	2.6	1.9	2.0	3.2	0.5	6.5	31	−5.7	2	4.6	4.8	4.6	4.7	91	88	89	89
Februar	—	—	—	—	—	1.1	2.5	1.8	1.8	3.1	0.2	5.5	11 12 13	−4.0	19	4.6	4.9	4.7	4.7	92	90	91	91
März	—	—	—	—	—	0.8	3.9	2.0	2.2	4.4	−0.1	12.5	17	−3.0	6 7	4.3	4.7	4.5	4.5	88	77	85	83
April	—	—	—	—	—	2.5	5.9	3.1	3.8	6.7	1.0	12.5	27	−4.0	18	4.8	5.0	4.9	4.9	87	71	85	81
Mai	—	—	—	—	—	8.6	12.6	8.0	9.7	14.3	6.0	24.0	18	1.0	12	7.1	7.1	6.9	7.0	86	64	86	79
Juni	—	—	—	—	—	13.0	16.6	12.3	14.0	18.4	10.2	24.0	14 15	4.0	1	9.3	9.4	8.9	9.2	83	66	83	77
Juli	—	—	—	—	—	17.4	21.9	16.5	18.6	23.9	13.3	29.5	5	8.0	28	11.9	11.6	11.4	11.6	80	58	81	73
August	—	—	—	—	—	15.2	19.5	14.9	16.5	20.5	13.1	25.0	11	8.5	17	10.2	10.6	10.0	10.3	79	61	78	73
September	—	—	—	—	—	13.2	19.1	14.4	15.6	19.8	11.8	24.5	3	8.5	21	10.0	10.6	10.3	10.3	88	63	84	78
Oktober	—	—	—	—	—	7.9	10.5	9.0	9.1	11.1	7.0	18.0	1	2.5	15	6.6	7.0	7.1	6.9	83	71	82	79
November	—	—	—	—	—	1.9	3.4	2.0	2.4	4.3	0.7	11.0	6	−5.5	21 22 23 24 28	4.6	4.8	4.6	4.7	87	80	87	85
Dezember	—	—	—	—	—	1.8	2.4	1.9	2.0	3.0	0.9	8.0	8	−5.5	3	4.6	4.8	4.7	4.7	89	88	90	89
Jahr	—	—	—	—	—	7.1	10.1	7.3	8.2	11.1	5.4	29.5	5 VII	−5.7	2 I	6.9	7.1	6.9	7.0	86	73	85	81

Monat	Bewölkung				Niederschlag			Zahl der Tage mit								Zahl der Beobachtungen mit								
	6a	2p	10p	Mittel	Summa mm	Maximum in 24 St. mm	Datum	mehr als 2,0mm ◉✳︎△▲	✳︎	△ ▲	⌐	≡	heiter	trüber	⏜	N	NE	E	SE	S	SW	W	NW	Calmen

Neufahrwasser.

H. = 4,5 Meter. ht = 2,5 Meter. hr = 1,0 Meter.

8a 2p 8p

Januar	8.2	7.9	6.8	7.6	28	7.6	23	15	12	—	—	1	1	17	3	7	0.5	—	2	21	15	25	19.5	3
Februar	8.7	8.7	8.0	8.5	37	5.1	23	12	4	—	—	5	—	20	1	6	6	7.5	13	16	9	18	8.5	3
März	8.6	7.8	7.0	7.8	15	4.1	13	9	4	—	—	2	2	19	—	11	11	4.5	19.5	17.5	8.5	10	7	4
April	7.0	6.6	6.6	6.7	79	30.9	13	12	6	—	—	1	5	14	—	16	23	23.5	15	7	0.5	1	3	1
Mai	6.5	6.2	5.6	6.1	27	5.9	14	13	—	—	3	—	4	10	—	21	6	5.5	4.5	17	8	20.5	9.5	1
Juni	6.2	6.4	5.9	6.2	52	26.4	5	9	—	—	—	4	3	9	—	28	12	7	4	5.5	5	13	15.5	—
Juli	4.7	5.6	5.2	5.2	75	18.9	19	14	—	—	7	—	3	3	—	16.5	19	9	5.5	9	8.5	15.5	10	—
August	6.0	5.2	4.8	5.3	40	25.2	1	6	—	—	—	—	2	3	—	21.5	15.5	18	4	7	6.5	9	9.5	2
September	5.1	5.0	3.3	4.5	17	8.0	19	7	—	—	1	1	7	3	—	16.5	7.5	7	4	17.5	8.5	15.5	7.5	6
Oktober	6.7	7.2	7.2	7.0	59	10.1	17	18	—	2	1	2	2	15	2	5.5	3	5	14.5	24.5	14.5	18	6	2
November	6.9	7.3	6.4	6.9	26	9.7	19	12	8	—	—	2	3	14	—	4.5	8	7.5	6	5	22	16.5	16.5	8.5	—
Dezember	9.2	9.4	9.4	9.3	57	11.3	1	25	13	—	—	2	—	27	4	1	8.5	10.5	7.5	19.5	19	20	7	—
Jahr	7.0	6.9	6.4	6.8	512	30.9	13 IV	152	47	2	12	20	32	154	10	154.5	120	105	100	183.5	119.5	182	111.5	22

Hela.

H. = 5 Meter. ht = 2,5 Meter. hr = 1,0 Meter.

Januar	6.7	7.6	5.7	6.7	38.3	8.0	23	16	7	5△ 1▲	—	2	2	12	17	14	1	—	1	23	15	17	20	2
Februar	8.3	8.5	7.7	8.2	32.7	8.0	12	12	3	1△	—	5	1	19	7	5	6	12	8	22	6	8	17	3
März	7.4	6.4	5.7	6.5	15.5	4.6	21	8	2	—	—	2	4	12	8	4	14	9	30	13	8	4	5	6
April	6.2	5.4	6.2	5.9	52.7	17.6	14	10	6	2△ 2▲	—	5	7	13	11	10	22	36	16	2	—	1	—	3
Mai	5.8	5.0	4.2	5.0	24.6	4.0	6 28	12	—	—	3	1	3	6	9	15	7	8	5	15	6	16	15	6
Juni	6.4	5.3	5.6	5.8	47.4	11.5	5	14	—	—	1	2	3	6	7	16	17	10	6	3	7	9	20	2
Juli	3.4	3.8	3.4	3.5	80.3	25.2	19	11	—	1▲	4	—	12	2	3	7	24	14	7	6	4	7	14	10
August	4.7	4.5	3.8	4.3	47.0	23.8	1	4	—	—	1	1	6	2	5	9	28	18	6	5	3	4	13	7
September	3.6	3.9	2.9	3.5	34.6	26.1	6	6	—	—	3	—	10	1	2	5	11	10	10	17	9	8	7	13
Oktober	5.5	6.7	6.5	6.2	46.8	8.9	18	13	—	1△ 3▲	1	—	4	9	16	5	3	6	19	27	12	9	11	1
November	6.5	7.3	5.8	6.5	37.5	10.1	26	10	10	3△	—	1	4	10	2	6	10	7	6	25	9	12	14	1
Dezember	8.5	8.7	8.4	8.6	57.5	14.0	2	24	11	1△	—	—	—	23	7	—	10	9	8	11	26	17	9	3
Jahr	6.1	6.1	5.5	5.9	514.9	26.1	6 IX	140	39	13△ 7▲	13	19	56	115	94	96	153	139	122	169	105	112	145	57

Die Bewegung der Bevölkerung im Regierungsbezirk Danzig erhellt nach den vorliegenden Ergebnissen der Feststellung durch das statistische Büreau aus nachstehenden Tabellen:

I. Hauptübersicht über die im Regierungsbezirk Danzig während des Jahres 1883 vorgekommenen Geburten.

Zeit der Geburten	I. Ueberhaupt geboren						Davon geboren in den Städten			
	im ganzen Bezirk		in den Stadtgemeinden		in den Landgemeinden		Danzig		Elbing	
	männlich	weiblich	männlich	weiblich	männlich	weiblich	männlich	weiblich	männlich	weiblich
Januar	1 207	1 127	347	349	860	778	195	195	71	75
Februar	1 061	951	322	302	739	649	181	163	70	68
März	1 092	1 000	348	308	744	692	212	194	59	47
April	942	911	283	277	659	634	162	158	56	55
Mai	984	953	320	306	664	647	170	174	67	59
Juni	900	901	270	287	630	614	142	166	58	60
Juli	963	973	334	317	629	656	172	179	71	69
August	1 126	980	343	289	783	691	192	168	76	64
September	1 042	1 061	305	329	737	732	162	178	63	74
Oktober	1 103	1 065	359	333	744	732	200	189	74	72
November	1 056	1 035	312	300	744	735	169	190	71	44
Dezember	1 120	1 093	338	330	782	763	185	185	72	66
Summa	12 596	12 050	3 881	3 727	8 715	8 323	2 142	2 139	808	753
	zusammen 24 646		zusammen 7 608		zusammen 17 038		zusammen 4 281		zusammen 1 561	
					24 646					

II. Hauptübersicht über die im Regierungsbezirk Danzig im Jahre 1883 Lebend-Geborenen.

Regierungsbezirk Danzig	Im ganzen Jahr			Familienstand			
				ehelich		unehelich	
	männlich	weiblich	zusammen	männlich	weiblich	männlich	weiblich
1. In den Stadtgemeinden	3 692	3 555	7 247	3 140	3 067	552	488
2. in den Landgemeinden	8 379	8 046	16 425	7 690	7 352	689	694
3. in den Stadt- und Landgemeinden zusammen	12 071	11 601	23 672	10 830	10 419	1 241	1 182
4. in Danzig (Stadt)	2 008	2 012	4 020	1 637	1 674	371	338
5. in Elbing (Stadt)	783	735	1 518	685	649	98	86

III. Hauptübersicht über die im Regierungsbezirk Danzig im Jahre 1883 Todt-Geborenen.

	männlich	weiblich	zusammen	männlich	weiblich	männlich	weiblich
1. in den Stadtgemeinden	189	172	361	146	124	43	48
2. in den Landgemeinden	336	277	613	305	255	31	22
3. in den Stadt- und Landgemeinden zusammen	525	449	974	451	379	74	70
4. in Danzig (Stadt)	134	127	261	99	86	35	41
5. in Elbing (Stadt)	25	18	43	23	16	2	2

Summa der Lebendgeborenen 23 672
Todtgeborenen 974
Zusammen 24 646 Geburten.

IV. Hauptübersicht über die im Regierungsbezirk Danzig im Jahre 1883 vorgekommenen Sterbefälle mit Einschluss der Todtgeborenen.

Monat	männlich	weiblich	Monat	männlich	weiblich	Monat	männlich	weiblich	Monat	männlich	weiblich
Januar...	845	831	April....	697	626	Juli.....	647	568	Oktober..	653	646
Februar..	756	657	Mai.....	660	636	August...	698	614	November.	600	592
März....	851	753	Juni....	599	562	September.	677	59	Dezember.	663	650
I. Quartal	2452	2241	II. Quartal	1956	1824	III. Quartal	2022	1776	IV. Quartal	1916	1888
									Summa	8346	7729
									Zusammen	16 075	

Darunter:

A. in den Stadtgemeinden.

Monat	männlich	weiblich	Monat	männlich	weiblich	Monat	männlich	weiblich	Monat	männlich	weiblich
Januar...	274	248	April....	248	216	Juli.....	248	204	Oktober..	249	233
Februar..	243	206	Mai.....	224	245	August...	238	212	November.	212	219
März....	309	254	Juni....	220	208	September.	244	209	Dezember.	255	240
I. Quartal	826	708	II. Quartal	692	669	III. Quartal	730	625	IV. Quartal	716	692
									Summa	2964	2694
									Zusammen	5 658	

B. in den Landgemeinden.

Monat	männlich	weiblich	Monat	männlich	weiblich	Monat	männlich	weiblich	Monat	männlich	weiblich
Januar...	571	583	April....	449	410	Juli.....	399	364	Oktober..	404	413
Februar..	513	451	Mai.....	436	391	August...	460	402	November.	388	373
März....	542	499	Juni....	379	354	September.	433	385	Dezember.	408	410
I. Quartal	1626	1533	II. Quartal	1264	1155	III. Quartal	1292	1151	IV. Quartal	1200	1196
									Summa	5382	5035
									Zusammen	10 417	

} 16 075

C. in den Städten
a) Danzig.

Monat	männlich	weiblich	Monat	männlich	weiblich	Monat	männlich	weiblich	Monat	männlich	weiblich
Januar...	138	136	April....	137	124	Juli.....	142	108	Oktober..	138	126
Februar..	136	93	Mai.....	126	120	August...	143	117	November.	109	117
März....	165	143	Juni....	124	115	September.	147	117	Dezember.	146	141
I. Quartal	439	372	II. Quartal	387	359	III. Quartal	432	342	IV. Quartal	393	384
									Summa	1651	1457
									Zusammen	3 108	

b) Elbing.

Monat	männlich	weiblich	Monat	männlich	weiblich	Monat	männlich	weiblich	Monat	männlich	weiblich
Januar...	65	51	April....	52	40	Juli.....	41	39	Oktober..	41	44
Februar..	52	61	Mai.....	42	63	August...	36	49	November.	42	35
März....	63	45	Juni....	40	39	September.	43	42	Dezember.	39	40
I. Quartal	180	157	II. Quartal	134	142	III. Quartal	120	130	IV. Quartal	122	119
									Summa	556	548
									Zusammen	1 104	

V. Hauptübersicht der Sterblichkeit unter den Kindern im Alter von 0—5 Jahren, im Regierungsbezirk Danzig während des Jahres 1883.

Regierungs-bezirk	Ueber 0-1 Jahr			Ueber 1—2 Jahren			Ueber 2-3 Jahren			Ueber 3—4 Jahren			Ueber 4-5 Jahren			Zusammen		
	männlich	weiblich	davon unehelich	männlich	weiblich	davon unehelich	männlich	weiblich	davon unehelich	männlich	weiblich	davon unehelich	männlich	weiblich	davon unehelich	männlich	weiblich	davon unehelich
Danzig	2992	2530	1018	607	552	92	351	323	51	248	259	23	168	159	20	4366	3823	1204
A. In den Stadtgemeinden.																		
	1031	839	463	144	155	37	104	98	21	69	84	9	53	46	8	1401	1221	538
B. In den Landgemeinden.																		
	1961	1691	555	463	397	55	247	225	30	179	175	14	115	113	12	2965	2601	666
																4366	3823	1204
C. In den Städten																		
a) Danzig.																		
	579	461	297	73	80	22	47	47	12	21	31	3	22	19	4	772	638	337
b) Elbing.																		
	199	177	101	35	28	6	21	14	3	16	19	3	12	13	3	283	251	115

Die Summe der Sterbefälle der Knaben im ersten Lebensjahre überschreitet die der 4 folgenden Lebensjahre um 1618

Die Summe der Sterbefälle der Mädchen im ersten Lebensjahre übertrifft die der 4 folgenden Lebensjahre um 1237

Mithin überwiegt die Summe der Sterbefälle der Knaben und Mädchen im ersten Lebensjahre die der 4 folgenden Lebensjahre um 2855

Statistische Nachweisung der Bevölkerungsvorgänge in Danzig und Elbing im Jahre 1884.

1.	2.	3.	4.	5.	6.	7.	8.	9.	10.
Namen der Städte	Einwohner	Lebendgeborene	Verhältnisszahl der Lebendgeborenen auf 1000 Einwohner	Gestorbene excl. Todtgeborene	Verhältnisszahl der Gestorbenen auf 1000 Einwohner	In Krankenhäusern gestorbene Ortsfremde	Verhältnisszahl der Gestorbenen excl. Ortsfremde auf 1000 Einwohner	Gestorbene Kinder im Alter von 0–1 Jahr	Verhältnisszahl der gestorbenen Kinder von 0–1 Jahr auf 1000 Einwohner
Danzig	116 849	4114	35.2	3071	26.3	156	24.9	1099	9.4
Elbing	36 790	1415	38.5	1279	34.8	19	34.2	494	13.4

Infektionskrankheiten — Todesursachen

	11.	12.	13.	14.	15.	16.	17.	18.	19.	20.	21.
	Pocken	Masern u. Rötheln	Scharlach	Diphtherie u. Kroup	Keuchhusten	Unterleibstyphus (gastr. u. Nervenfieber)	Flecktyphus	Cholera	Ruhr	Kindbettfieber (Puerperalfieber)	Andere Infektionskrankheiten
Danzig	—	2	130	109	34	30	5	—	14	20	48
Elbing	—	1	141	116	16	17	—	—	1	7	1

Andere vorherrschende Krankheiten — Gewaltsamer Tod durch

	22.	23.	24.	25.	26.	27.	28.	29.	30.	31.	32.
	Lungenschwindsucht	Lungen- und Luftröhrenentzündung	Andere akute Erkrank. der Athmungsorgane	Apoplexie (Schlagfluss)	Akuter Gelenkrheumatismus	Darmkatarrh und Enteritis	Brechdurchfall	Alle übrigen Krankheiten	Verunglückung	Selbstmord	Todtschlag
Danzig	254	194	20	110	2	67	263	1671	62	32	2
Elbing	73	76	40	38	1	76	87	564	17	7	—

Uebersicht der Bevölkerungsvorgänge in Danzig und Elbing im Jahre 1884 verglichen mit denjenigen im Jahre 1883 und im Durchschnitt der Jahre 1878–1882.

1.	2.	3.	4.	5.	6.	7.	8.	9.	10.	11.	12.	13.	14.	15.	16.	17.	18.	19.	20.	21.	22.	23.	24.	25.	26.
Namen der Städte	Lebendgeborene	Gestorbene excl. Todtgeborene	Gestorbene Kinder im Alter von 0–1 Jahr	Pocken	Masern u. Rötheln	Scharlach	Diphtherie u. Kroup	Keuchhusten	Unterleibstyphus (gastr. u. Nervenfieber)	Flecktyphus	Cholera	Ruhr	Kindbettfieber (Puerperalfieber)	Andere Infektionskrankheiten	Lungenschwindsucht	Lungen- und Luftröhrenentzündung	Andere akute Erkrankungen der Athmungsorgane	Apoplexie (Schlagfluss)	Akuter Gelenkrheumatismus	Darmkatarrh und Enteritis	Brechdurchfall	Alle übrigen Krankheiten	Verunglückung	Selbstmord	Todtschlag
Danzig 1884	352.1	262.8	94.1	0.2	0.2	11.1	9.3	2.9	2.6	0.4	—	1.2	1.7	4.1	21.7	16.6	1.7	9.4	0.2	5.7	22.5	143.0	5.3	2.7	0.2
1883	350.1	247.9	91.9	0.2	1.0	10.2	10.2	1.3	1.4	0.09	—	0.3	1.6	2.5	19.0	19.6	2.4	9.7	—	4.7	20.0	141.2	5.3	2.5	—
1878/82	365.8	291.8	107.9	0.2	3.7	6.7	20.5	2.8	2.2	1.3	—	0.3	2.3	5.4	25.5	21.6	0.6	8.2	0.3	12.2	16.5	152.0	5.5	3.7	0.3
Elbing 1884	384.6	374.6	134.3	—	0.3	38.3	31.6	4.3	4.6	—	—	0.3	1.9	0.3	19.8	20.7	10.9	10.3	—	20.7	23.6	153.3	4.6	1.9	—
1883	404.3	288.5	120.1	0.8	—	36.1	24.1	1.6	5.2	0.3	—	0.3	0.5	—	18.7	20.9	10.3	6.2	—	24.1	16.5	140.7	3.8	2.4	—
1878/82	389.1	318.4	134.7	0.06	3.7	3.4	33.8	3.5	8.4	1.2	—	0.2	1.8	—	24.2	21.1	12.4	8.6	0.4	16.9	16.2	155.8	4.3	2.4	0.06

1. Die Zahl der Geburten und Todesfälle in dem Stadtkreise Danzig war im Jahre 1885 folgende:

a) Geburten (excl. Todtgeboren).

Monat	Männlich	Weiblich	Summa
Januar bis ult. Juni	2 944	1 019	1 963
Juli	180	157	337
August	169	152	321
September	191	164	355
Oktober	167	163	330
November	197	170	367
Dezember	175	174	349
Summa	2 023	1 999	4 022

b) Todtgeborene.

Monat	Männlich	Weiblich	Summa
Januar bis ult. Juni	unbestimmt		108
Juli	7	6	13
August	6	9	15
September	6	4	10
Oktober	6	9	15
November	8	8	16
Dezember	19	9	28
Summa	52	45	205

c) Gestorbene.

Monat	Männlich	Weiblich	Summa
Januar bis ult. Juni	856	740	1 596
Juli	165	101	266
August	124	118	242
September	106	132	238
Oktober	175	139	314
November	175	149	324
Dezember	159	144	303
Summa	1 760	1 523	3 283

d) Kinder im Alter von 0—1 Jahr sind gestorben.

Monat	ehelich	ausserehelich	Summa
Januar bis ult. Juni	393	134	527
Juli	76	39	115
August	92	25	117
September	79	19	98
Oktober	87	20	107
November	87	21	108
Dezember	75	18	93
Summa	889	276	1 165

2. Die Geburten und Todesfälle in dem Stadtkreis Elbing waren folgende:
1. Die Zahl der Einwohner nach der Volkszählung vom 1. Dezember 1885 beträgt 38 286 und zwar 17 738 männlich und 20 548 weiblich.
2. Es fanden im ganzen Jahr 1515 Geburten statt und zwar 768 männliche, 747 weibliche; von diesen 1515 Kindern waren 1356 ehelich geboren und 159 unehelich geboren. Todtgeboren waren 69.
Eheschliessungen fanden 353 statt.
Die folgende Zusammenstellung giebt eine Uebersicht über diese Vorgänge nach den Monaten.

Monate	Eheliche Geburten	Uneheliche Geburten	Todt-Geburten	Ehe-schliessungen
Januar	120	10	3	11
Februar	104	10	7	16
März	102	16	10	16
April	89	16	4	64
Mai	108	14	5	34
Juni	112	18	6	16
Juli	117	18	3	20
August	127	12	6	10
September	106	13	7	28
Oktober	141	11	5	74
November	118	10	6	32
Dezember	112	11	7	32
Summa	1356	159	69	353

3. Die Zahl der Todesfälle im Jahre 1885 betrug 1190. Hiervon waren 610 männliche, 580 weibliche, Kinder im Alter von 0—1 Jahr starben im Ganzen 402.

Uneheliche Kinder im Alter von 0—2 Jahren starben in den Monaten Januar bis Juni incl. 48.

Uneheliche Kinder im Alter von 0—1 Jahr starben in den Monaten Juli bis Dezember incl. 49.

Für die einzelnen Monate giebt die folgende Zusammenstellung über diese Vorgänge eine Uebersicht.

Monate	Todesfälle überhaupt	Es starben Kinder von 0—1 Jahr alt	Es starben uneheliche Kinder von 0—2 Jahren	Es starben uneheliche Kinder von 0—1 Jahr alt
Januar	123	31	9	.
Februar	117	34	6	.
März	96	27	4	.
April	109	36	9	.
Mai	93	34	6	.
Juni	104	45	14	.
Juli	110	60	.	12
August	82	39	.	13
September	89	26	.	9
Oktober	72	24	.	7
November	80	26	.	5
Dezember	115	20	.	3

Geburts- und Sterbeverhältnisse aus nachstehenden Kreisen des Bezirks.

3. Berent.

Nach der letzten Zählung beträgt die Einwohnerzahl 46 324 und zwar
    a) männlich 22 666
    b) weiblich 23 658.

Die Summe der Geburten beträgt 2 113 und zwar
    a) männlich 1 083
    b) weiblich 1 030
    c) unehelich 112
    d) todtgeboren 78.

Die Summe der Sterbefälle beträgt 1 225 und zwar
    a) männlich 708
    b) weiblich 518
    c) Kinder bis zum 1. Lebensjahre 426.

Sterblichkeit nach den Monaten.

Januar	120	Juli	97
Februar	124	August	89
März	134	September	70
April	90	Oktober	79
Mai	109	November	94
Juni	102	Dezember	107

Summa 1 225.

4. Danzig Landkreis.

1. Zahl der Einwohner nach der Volkszählung von 1885 = 81 550. Zahl der Einwohner, über welche Berichte vorliegen: 74 659.

    Davon: männlich 36 560
            weiblich 38 099
            Summa 74 659.

2. Geboren wurden 3 097 Kinder, davon:

Monat	Knaben	Mädchen	Darunter unehelich		Summa	Todtgeboren		Summa	Bemerkungen
			Knaben	Mädchen	Kinder	Knaben	Mädchen	Kinder	
Januar	148	119	11	16	267	4	3	7	
Februar	125	101	14	12	226	7	5	12	
März	135	102	15	14	237	6	3	9	
April	110	115	15	10	225	4	2	6	
Mai	109	108	15	10	217	4	3	7	
Juni	139	181	19	18	320	4	2	6	1 unehelich
Juli	108	120	4	7	228	3	2	5	
August	141	123	7	14	264	6	4	10	1 "
September	130	133	10	13	263	11	8	19	3 "
Oktober	171	142	10	17	313	2	8	10	1 "
November	130	151	7	6	281	7	6	13	1 "
Dezember	148	108	7	12	256	5	6	11	
Summa	1 594	1 503	134	149	3 097	63	52	115	7 unehelich

3. Gestorben sind inkl. der Todtgeburten: 2558 Personen, davon 1295 männlichen, 1263 weiblichen Geschlechts; hiervon dem Alter nach:

im ersten Lebensjahre . . . . . 1004 = 40% der Verstorbenen
(hierunter 25 uneheliche Kinder)
zwischen 1 und 5 Jahren . . . 471 = 18% „ „
„ 5 „ 20 „ . . . 218 = 8,5% „ „
„ 20 „ 40 „ . . . 204 = 8% „ „
„ 40 „ 60 „ . . . 221 = 8,5% „ „
„ 60 und mehr „ . . . 440 = 17% „ „

Summa 2558 Personen und zwar:

Monat	Personen	Männlich	Weiblich
Januar	225	110	115
Februar	198	98	100
März	243	122	121
April	141	76	65
Mai	150	76	74
Juni	216	113	103
Juli	171	90	81
August	176	83	93
September	212	108	104
Oktober	212	100	112
November	289	153	136
Dezember	325	166	159
Summa	2558	1295	1263

5. Elbing Landkreis 37378 Einwohner.

Lebendgeboren wurden während des Berichtsjahres 1625 Kinder; hiervon waren 838 männlichen und 787 weiblichen Geschlechts.

Todtgeboren wurden im Ganzen 58.

Folgende Zusammenstellung giebt eine Uebersicht über diese Verhältnisse.

	Quartal				Im ganzen Jahr
	I	II	III	IV	
Es wurden Kinder männlichen Geschlechts geboren	185	177	242	234	838
„ „ „ weiblichen „ „	196	184	197	210	787
Summa der Geburten	381	361	439	444	1625
Es wurden todtgeboren	14	15	13	16	58

Es starben im ganzen Jahr 1172 Personen; darunter waren 614 männliche und 558 weibliche. Folgende Zusammenstellung giebt eine Uebersicht über diese Vorgänge, sowie über das Alter der Gestorbenen und das Mortalitätsverhältniss pro Jahr und Tausend Einwohner nach den einzelnen Quartalen.

Es starben	Quartal				Im ganzen Jahr
	I	II	III	IV	
Männliche	177	181	133	123	614
Weibliche	172	153	114	119	558
Insgesammt	349	334	247	242	1 172
Im Alter von 0—2 Jahren ehelich geborene .	105	95	83	85	368
„ „ „ 0—2 „ unehelich „ .	22	17	25	15	79
„ „ „ 2—5 „ ehelich „ .	110	76	32	32	200
„ „ „ 2—5 „ unehelich „ .	5	6	2	3	16
„ „ „ 6—15 „	33	43	25	11	112
„ „ „ 16—20 „	4	4	4	3	15
„ „ „ 21—30 „	6	8	7	9	30
„ „ „ 31—40 „	11	11	7	4	33
„ „ „ 41—60 „	28	21	22	26	97
„ „ „ 61—80 „	71	52	23	37	183
„ „ über 80 Jahren	4	4	17	17	42
pro 1000 Einwohner	39.5 ⁰/₀₀	36.67 ⁰/₀₀	26.87 ⁰/₀₀	26.33 ⁰/₀₀	31.86 ⁰/₀₀

6. Marienburg.

1. **Zahl der Einwohner.** Nach den vom Königlichen Statistischen Büreau zu Berlin gewordenen Mittheilungen betrug bei der Volkszählung im Dezember 1885 die Zahl der Einwohner

	Bewohner		Davon	
			männliche	weibliche
Des ganzen Kreises	59 812		29 241 = 49 %	30 571 = 51 %
Hiervon fallen auf:				
a. die Städte	15 247		7 444	7 803
und zwar:	männliche	weibliche		
Marienburg	4 941	5 181		
Neuteich	1 170	1 205		
Tiegenhof	1 333	1 417		
b. den Landkreis	44 565		21 797	22 768

2. Geburten.

1885		Es wurden geboren				Zahl der im betreffenden Quartal lebendgeborenen
		Knaben	Mädchen	darunter		
Quartal	Monat			todtgeboren	uneheliche incl. der todtgeborenen	
I	Januar	106	111	9	28	
	Februar	112	93	5	24	
	März	116	107	9	40	622
II	April	93	93	7	27	
	Mai	121	102	10	36	
	Juni	115	108	6	34	609
III	Juli	104	88	6	25	
	August	130	127	7	33	
	September	123	117	10	24	666
IV	Oktober	123	116	10	35	
	November	120	93	10	34	
	Dezember	103	102	11	31	626
	Zusammen	1366	1257	100	371	2523
		2623				

Es wurden demnach lebend geboren 2523 Kinder (auf je 10000 Seelen = ca. 422), todtgeboren wurden 100 (= 3,8% der gesammten Geburten), zusammen also 2623.

Darunter befanden sich 371 Geburten unehelicher Kinder (= 14,14% oder auf je 7 Kinder ein uneheliches).

3. Zahl der Gestorbenen (mit Ausschluss der Todtgeborenen).

1885		Es starben				Todesursachen			Es starben im betreffenden Quartal	
		Personen		darunter Kinder bis zu 1 Jahr		Selbstmord	Verunglückung resp. Tod durch fremde Schuld	Infectionskrankheiten	insgesammt	an Infectionskrankheiten
Quartal	Monat	männliche	weibliche	eheliche	uneheliche					
I	Januar	58	80	32	12	.	6	44		
	Februar	81	65	38	12	1	2	44		
	März	63	77	39	11	1	.	41	424	129
II	April	52	77	31	5	.	2	33		
	Mai	67	65	27	16	.	2	45		
	Juni	74	63	34	11	1	8	39	398	117
III	Juli	61	65	34	14	1	7	35		
	August	77	53	36	22	.	5	25		
	September	74	45	40	12	1	6	23	375	83
IV	Oktober	59	59	34	9	1	3	30		
	November	74	62	47	11	.	2	38		
	Dezember	64	69	24	14	.	3	41	387	109
	Zusammen	804	780	416	149	6	46	438	1584	(438)
		1584								

Es starben demnach 1584 (auf je 10000 Seelen = 265), darunter Kinder bis zu 1 Jahr: 565 (= 35,7 % der gesammten Todesfälle),
von letzteren eheliche: 416 = 73,6 %

uneheliche: 149 = 26,4 %, woraus sich ergiebt, dass zwischen den ehelichen und unehelichen Kindern in Bezug auf den Sterblichkeitsprozentsatz ein Verhältniss von ca. 1:2 zu statuiren war. Rücksichtlich der Todesursachen kamen auf je 10000 Seelen: 1 Selbstmord,

ca. 7 Verunglückungen resp. Tödtungen durch Andere,
ca. 72 durch Infektionskrankheiten bedingte Todesfälle.

7. Neustadt.

1. Die Zahl der Einwohner des Kreises Neustadt betrug nach der Volkszählung am 1. Dezember 1885 = 64733 Personen, 31362 männliche, 33371 weibliche.

2. Geburten. Genaue Angaben konnten nur von Neustadt selbst gewonnen werden. Es fanden hier 175 Geburten inkl. 3 Todtgeburten statt, 94 männlich, 81 weiblich, 150 eheliche und 25 uneheliche.

3. Zahl der Gestorbenen 163, 85 männlich, 76 weiblich, unter einem Jahre alt gestorben 38, davon ehelich 31, unehelich 7; nach den Monaten Januar-Dezember 15, 11, 13, 15, 10, 9, 13, 13, 21, 10, 14, 18. Die Todesursachen konnten bei der grösseren Mehrzahl nicht genau festgestellt werden, in 71 Fällen war sie überhaupt nicht zu ermitteln, von den übrigen ging ein grosser Theil (ca. 20) an Erkrankungen der Respirationsorgane resp. Lungenschwindsucht zu Grunde. Im Ganzen sind 28 pro Mille der Bevölkerung gestorben, welche hohe Ziffer nur durch die Verluste der Krankenhäuser (30 Todte) und des Irrenhauses (29 Todte) erreicht wird.

8. Pr. Stargard.

Die letzte Volkszählung ergab 76944 Einwohner.

Geburten.

Quartal	Geschlecht				Todtgeboren
	männlich	unehelich	weiblich	unehelich	
I	352	21	438	49	26
II	408	67	362	36	30
III	428	19	418	16	25
IV	367	29	302	22	35
Summa	1555	136	1520	123	116

Es starben im Alter von

Jahren	männlich	unehelich	weiblich	unehelich	in Summa
1–10	336	24	324	9	693
10–20	29	5	39	6	79
20–30	40	.	47	.	87
30–40	36	.	33	.	69
40–50	63	.	44	.	107
50–60	58	.	49	.	107
60–70	80	.	79	.	159
70–80	61	.	43	.	104
80–90	22	.	33	.	55
90–100	5	.	10	.	15
Summa	730	29	701	15	1475

Der allgemeine Gesundheitszustand im Regierungsbezirk Danzig während der Berichtsjahre unterlag wie immer örtlichen und zeitlichen Schwankungen. Im Ganzen kann derselbe nicht als ungünstig bezeichnet werden. Ausgenommen davon blieben nur einzelne Kreise, in denen die Zahl der Erkrankungen und Todesfälle sich zeitweise erheblich steigerten. Dies gilt namentlich für den Elbinger Stadt- und Landkreis, deren Mortalitätsziffer eine Durchschnittshöhe von über $31^0/_{00}$ erreichte.

Die durch ungünstige Witterungseinflüsse bedingte katarrhalischen, rheumatischen und entzündlichen Krankheitsprozesse überschritten nicht die gewöhnlichen Grenzen. Insbesondere konnte hierbei die schon früher gemachte Erfahrung bestätigt werden, dass durchgängig anhaltend nasses, Regen- oder Schneewetter der menschlichen Gesundheit zuträglicher ist, als andauernde trockene, warme oder kalte Witterung, und dass namentlich ein hoher Barometerstand und anhaltendes trocknes Wetter, zumal in niedriggelegenen und wasserreichen Gegenden weit mehr die Erzeugung von Krankheiten begünstige, als ein geringer Luftdruck und anhaltend feuchtes oder Regenwetter. Die Abhängigkeit des akuten Gelenkrheumatismus von Erkältungseinflüssen ist anzuzweifeln. Der Einfluss des Windes ist gleich Null. Höhe der Temperaturschwankungen auf die Zahl der Erkrankungen ist nicht klar ersichtlich. Dagegen scheint wie bei der Pneumonie die Zahl der Erkrankungen mit der Zunahme der Niederschläge zu sinken und mit der Abnahme derselben zu steigen. In ähnlicher Weise hindert relative Nässe des Bodens die Entwickelung der Polyarthritis (akuter Gelenkrheumatismus) sowie relative Trockenheit die Entwickelung befördert. Selbst auf die miasmatischen und miasmatisch-kontagiösen Krankheiten — Wechselfieber, Typhus, Cholera — bleibt diese Erfahrung verwendbar, insofern mit der Abnahme der Bodenfeuchtigkeit durch anhaltende trockene Witterung die im Boden belegenen Keime mobiler gemacht und durch Strömung der Grundluft nach oben befördert, zahlreichere Erkrankungen hervorrufen, während durch Niederschläge diese Keime in die Tiefe des Bodens zurückgeschwemmt und daselbst durch die Bodenfeuchtigkeit fixirt werden. Auch die im II. Quartal 1883 in Folge eines Durchbruchs der Weichsel und im II. Quartal 1884 in Folge eines Durchbruchs der Nogat eingetretenen umfänglichen Ueberschwemmungen in den diesseitigen Niederungen übten auf den Gesundheitszustand der Bewohner keinen bemerkbar nachtheiligen Einfluss aus. Die diesfälligen aus sanitätspolizeilichen Rücksichten veranlassten Untersuchungen ergaben ein durchaus befriedigendes Resultat.

Ansteckende Krankheiten waren über den ganzen Bezirk verbreitet, jedoch nur vereinzelt zu grösseren und bösartigen Epidemien gesteigert. Namentlich zeigte sich Scharlach und Diphtherie in letzterer Beziehung hervorragend, die nachstehenden Tabellen gewähren eine Uebersicht von den Todesfällen durch Infektionskrankheiten, die indessen für die Landkreise in Ermangelung eines genügend bereit gestellten und klar gesichteten Materials auf volle Gültigkeit keinen Anspruch erheben kann.

I. Uebersicht

der in den Stadtkreisen Danzig und Elbing in den einzelnen Quartalen des Jahres 1883 vorgekommenen Todesfälle durch Infektionskrankheiten.

(Nach den Veröffentlichungen des Reichsgesundheitsamts.)

Infections-Krankheiten	Stadtkreis Danzig 1883					Stadtkreis Elbing 1883				
	I. Quartal	II. Quartal	III. Quartal	IV. Quartal	Im ganzen Jahr	I. Quartal	II. Quartal	III. Quartal	IV. Quartal	Im ganzen Jahr
Cholera	.	.	.	.	.	.	.	.	.	.
Pocken	.	1	.	1	2	2	1	.	.	3
Unterleibstyphus	5	1	1	9	16	2	6	9	2	19
Flecktyphus	.	1	.	.	1	.	1	.	.	1
Rückfallfieber	.	.	.	.	.	.	.	.	.	.
Ruhr	1	2	.	1	4	.	.	1	.	1
Diphtheritis (Rachenbräune, Croup)	42	21	22	28	113	58	28	19	28	133
Scharlach	14	5	8	30	57	.	.	.	.	.
Masern, Rötheln	8	1	.	2	11	.	.	.	.	.
Keuchhusten	9	2	.	5	16	6	.	.	.	6
Lungenschwindsucht	70	52	34	61	217	23	19	8	19	69
Lungenentzündung und Luftröhrenentzündung	80	63	29	50	222	33	29	6	9	77
Kindbettfieber	5	5	3	5	18	.	1	.	1	2
Andere Infections-Krankheiten	6	11	9	3	29	.	.	.	.	.
Zusammen	240	165	106	195	706	124	85	43	59	311

Hiermit gestaltet sich das Verhältniss bei Annahme einer Bevölkerung von 114 000 Seelen der im Stadtkreis Danzig im Jahre 1883 an Infektionskrankheiten Verstorbenen zu denen im Stadtkreis Elbing bei Annahme einer Bevölkerung von 36 880 Seelen im genannten Jahre an diesen Krankheiten Verstorbenen $0,6^0/_{00} : 0,8^0/_{00}$, mithin im Stadtkreis Elbing um $0,2\%$ ungünstiger.

II. Uebersicht
der in den Stadtkreisen Danzig und Elbing in den einzelnen Quartalen des Jahres 1884 vorgekommenen Todesfälle durch Infektionskrankheiten.
(Nach den Veröffentlichungen des Reichsgesundheitsamts.)

Infections-Krankheiten	Stadtkreis Danzig 1884					Stadtkreis Elbing 1884				
	I. Quartal	II. Quartal	III. Quartal	IV. Quartal	Im ganzen Jahr	I. Quartal	II. Quartal	III. Quartal	IV. Quartal	Im ganzen Jahr
Cholera	.	.	.	.	.	.	.	.	.	.
Pocken	1	1	.	.	2	.	.	.	.	.
Unterleibstyphus	8	4	11	8	31	6	2	4	5	17
Flecktyphus	.	2	1	2	5	.	.	.	.	.
Rückfallfieber	.	.	.	.	.	.	.	.	.	.
Ruhr	.	.	10	4	14	.	.	.	1	1
Diphtheritis (Rachenbräune, Croup)	41	20	20	30	111	37	17	26	41	121
Scharlach	20	18	38	.	76	.	1	39	106	146
Masern, Rötheln	.	.	2	57	59	.	.	.	—	.
Keuchhusten	6	15	11	3	35	1	.	.	15	16
Lungenschwindsucht	66	61	62	66	255	23	22	10	22	77
Lungenentzündung (Luftröhrenentzündung)	71	40	29	56	196	15	16	13	33	77
Kindbettfieber	3	4	8	6	21	1	3	2	1	7
Andere Infections-Krankheiten	8	12	12	16	48	.	.	.	.	.
Zusammen	224	177	204	248	853	83	61	94	224	462

Hiernach gestaltet sich das Verhältniss der im Stadtkreis Danzig bei Annahme einer Bevölkerung von 116 000 Seelen im Jahre 1884 an Infektionskrankheiten Verstorbenen zu denen im Stadtkreis Elbing bei Annahme einer Bevölkerung von 36 790 im genannten Jahre an diesen Krankheiten Verstorbenen = 0,7% : 1,2%, mithin im Stadtkreis Elbing um 0,5% ungünstiger.

III. Uebersicht
der in den Stadtkreisen Danzig und Elbing in dem Jahre 1885 vorgekommenen Todesfälle durch Infektionskrankheiten.
(Nach den Mittheilungen der Kreismedizinalbeamten.)

Infections-Krankheiten	Stadtkreis Danzig			Stadtkreis Elbing
	I. Semester	II. Semester	im ganzen Jahr	im ganzen Jahr
Cholera	.	.	.	.
Pocken	.	.	.	.
Unterleibstyphus	16	18	34	10
Flecktyphus	.	1	1	.
Rückfallfieber	.	.	.	.
Ruhr	1	.	1	.
Diphtheritis (Rachenbräune, Croup)	93	83	176	47
Scharlach	55	21	76	64
Masern, Rötheln	.	154	154	74
Keuchhusten	6	.	6	.
Lungenschwindsucht	155	117	272	89
Lungenentzündung (Luftröhrenentzündung)	145	117	262	91
Kindbettfieber	13	8	21	6
Andere Infections-Krankheiten	48	.	48	23
Zusammen	532	519	1051	404

Die Zahlen können nicht auf Vollständigkeit Anspruch machen.

Uebersicht

der aus den Landkreisen des Regierungsbezirks Danzig in den Berichtsjahren bekannt gewordenen Todesfälle durch Infectionskrankheiten.

(Nach den Mittheilungen der Kreismedizinalbeamten.)

Infectionskrankheiten	Berent 1883	Berent 1884	Berent 1885	Carthaus 1883	Carthaus 1884	Carthaus 1885	Danziger Landkreis 1883	Danziger Landkreis 1884	Danziger Landkreis 1885	Elbinger Landkreis 1883	Elbinger Landkreis 1884	Elbinger Landkreis 1885	Marienburg 1883	Marienburg 1884	Marienburg 1885	Neustadt 1883	Neustadt 1884	Neustadt 1885	Pr. Stargard 1883	Pr. Stargard 1884	Pr. Stargard 1885
Cholera	.	.	.	.	.	.	.	.	3	.	.	.	.	.	.	.	.	.	.	.	.
Pocken	.	.	2	1	.	.	2	3	3	.	2	1	.	.	.	.	.	.	.	.	.
Unterleibs-Typhus	10	1	23	3	16	.	3	19	9	13	22	30	12	54	26	7	8	.	12	10	.
Flecktyphus	.	.	.	.	7	.	.	.	1	.	.	.	.	.	.	1	1	.	1	.	.
Rückfallfieber	.	.	.	.	.	.	1	.	.	.	.	.	.	.	.	.	.	.	.	.	.
Ruhr	.	4	.	.	1	.	7	18	1	6	3	4	13	17	4	.	.	.	10	32	1
Diphtheritis (Rachenbräune, Croup)	7	19	67	2	11	.	93	147	313	213	109	112	205	185	159	.	5	8	275	.	4
Scharlach	.	15	16	.	.	.	20	30	38	.	43	127	11	19	64	7	3	5	26	1	2
Masern (Rötheln)	.	.	.	7	.	.	31	8	115	18	3	11	19	3	8	1	.	.	55	.	58
Keuchhusten	.	.	.	.	.	.	.	84	.	18	17	.	15	48	.	.	.	.	94	.	.
Lungenschwindsucht	.	.	.	.	.	.	22	111	.	34	53	69	.	94	79	.	2	.	89	.	.
Lungenentzündung (Brustfell-, Luftröhrenentzündung)	.	.	.	.	2	.	31	58	.	43	41	64	.	51	37	.	.	.	97	.	.
Kindbettfieber	.	.	.	.	.	.	6	25	34	5	8	2	12	11	21	.	1	3	14	.	.
Andere Infections-Krankheiten	.	.	.	.	.	.	1	3	7	1	.	.	1	.	.	.	.	.	1	.	.

Die Zahlen können nicht auf Vollständigkeit Anspruch machen. Der Kreis-Physikus des Carthauser Kreises ist gar nicht im Stande gewesen, einen Bericht abzugeben.

1. Cholera.

Durch die Verordnung der Herren Minister der geistlichen etc. Angelegenheiten und für Handel etc., betreffend die gesundheitspolizeiliche Kontrole der einen preussischen Hafen anlaufenden Seeschiffe vom 5. Juli 1883, und der dazu ergangenen Instruktion vom 11. Juli 1883 waren umfassende Vorschriften zur Verhütung einer Einschleppung der Pest, Cholera und des gelben Fiebers auf dem Seewege ertheilt worden. Durch einen spätern Erlass der beiden genannten Herren Ressortminister vom 28. August 1883 wurde mit Rücksicht auf die drohende Choleragefahr angeordnet, dass eine Quarantäne und Desinfektionsanstalt (für Effekten etc.) im Hafen Neufahrwasser ohne Aufschub eingerichtet werde. Von der Errichtung einer ähnlichen Anstalt für den Elbinger Hafen wurde zur Zeit abgesehen, und durch einen Erlass der genannten Herren Minister vom 23. Oktober 1884 gänzlich Abstand genommen. Die zwischen der See, dem alten und neuen Hafenkanal an der Ostmole gelegene und durch einen Wall und Zaun nach der Landseite abgeschlossene event. durch besonderen Zugang noch von dieser Seite offen gehaltene Quarantäneanstalt umfasst drei hölzerne von einander getrennt liegende Baracken, von denen die erste der Ostmole zunächst liegende für die Gesunden, die zweite für die Krankheitsverdächtigen, und die dritte für die Kranken bestimmt ist. Die innere Einrichtung ist den Zwecken möglichst angepasst. Das Lazareth enthält 10 Betten, wobei gegenwärtig für jeden Kranken 46 cbm Rauminhalt bemessen sind. Es kann jedoch nicht verkannt werden, dass bei Beachtung der durch das obige Reskript ertheilten Vorschrift „die Quarantäneanstalt ohne Aufschub einzurichten", mit der zur Zeit gestatteten Benutzung von alten, der Hafenbauinspektion gehörigen Bretterschuppen, nur eine Anlage mit primitiver Einrichtung entstehen konnte, deren Fortbestand von der Vergänglichkeit der Schuppen abhängt und eine längere Dauer überhaupt nicht verspricht.

Zur Desinfektion der Effekten etc. mittelst Wasserdämpfen von mindestens 100° C. ist ein Baggerprahm in der Weise hergerichtet, dass auf den mit Bohlen überdeckten offenen Raum desselben eine Lokomobile, welche Dämpfe von 3,5 und 4 Atm. Spannung entwickelt, gesetzt und eine Rohrleitung in einfachster Weise mit den zwei nöthigen Hähnen nach dem Boden des vorderen und des hinteren geschlossenen Raumes von je circa 20 cbm Inhalt hergestellt ist. Das Entweichen des Dampfes aus diesen Räumen findet theils durch die nicht absolut dicht schliessende Luke, theils durch je ein in das Deck des Prahms an dem Bug, respektive Heck angebohrtes Loch statt. An beiden Ausströmungsöffnungen kann mittelst geeigneter Thermometer die Hitze der ausströmenden Dämpfe gemessen werden. Die vorgenommene Prüfung hat obiger Anforderung entsprochen.

Für den Fall der Belegung der Räume der Quarantäneanstalt sind eingehende Anweisungen über die Art der Verpflegung der event. Insassen der Anstalt, die Behandlung der Kranken, die polizeiliche Kontrole u. dergl. ertheilt worden. Mit der in Gemässheit des § 6 der Verordnung vom 5. Juli 1883 vorzunehmenden ärztlichen Untersuchung der anlaufenden Seeschiffe, sowie mit der Ausübung der ärztlichen Thätigkeit in der Quarantäneanstalt ist der praktische Arzt Dr. Briesewitz in Neufahrwasser betraut worden. In der Regel dürfen sich die verdächtigen Schiffe der Küste nur bis auf die Entfernung einer Seemeile nähern. Sofern jedoch die Hafenbehörde in der stürmischen Jahreszeit Anstand nimmt, ein solches Schiff auf der Rhede zu stationiren, kann demselben ausnahmsweise ein Liegeplatz längs der Ostmole oder im Hafen angewiesen werden, wo es unter Bewachung und Beobachtung der von der Hafenbehörde vorzuschreibenden Sicherheitsmassregeln so lange unter Quarantäneflagge liegen bleiben kann, bis ihm freie Praktika zu gewähren ist. Ueber das Verbleiben der Mannschaft des Schiffes ist die jedesmal spezielle ärztliche Anordnung abzuwarten. Die Kranken und Verdächtigen sind von dem Schiff in die Quarantäneanstalt überzuführen. Die gesunde Bemannung des

Schiffes kann auf dem Schiff belassen werden und darf sich von demselben vor und nach der Desinfektion des Schiffes nur entfernen, um sich direkt in die Quarantäneanstalt zu begeben. Der Fall der Belegung der Anstalt schien schon eingetreten, als im Oktober 1884 kurz nacheinander ein Schiff aus Marseille und zwei Schiffe aus Norwegen eintrafen. Das Schiff aus Marseille konnte sofort zum freien Verkehr zugelassen werden, da der Gesundheitspass desselben zwar nicht ganz korrekt war, indess die vorgenommene ärztliche Untersuchung nach allen Richtungen (Schiff, Personen, Ladung) befriedigend ausfiel. Nicht ein gleiches Ergebniss lieferte die Untersuchung der beiden norwegischen Schiffe, doch konnte auch für diese die Observation aufgehoben werden, nachdem telegraphische Gesundheitspässe der betreffenden deutschen Konsulate eingetroffen waren. Mit der Mannschaft des einen norwegischen Schiffes hatten sich auch drei hiesige Arbeiter der vorübergehenden Quarantäne unterziehen müssen, weil sie trotz Warnung des Schiffers und trotz der aufgehissten Quarantäneflagge vorzeitig an Bord geklettert waren, um Arbeit zu finden.

Das Auftreten der Cholera in Aegypten im Jahre 1883 legte in Anbetracht der leichten Verschleppbarkeit dieser Krankheit der Sanitätsbehörde die Pflicht auf, den öffentlichen Gesundheitsverhältnissen die grösste Sorgfalt zuzuwenden und sanitäre Uebelstände in geeigneter Weise und energisch zu bekämpfen, damit nirgends Zustände entstehen, welche die Entwickelung epidemischer Krankheiten begünstigen. In Gemässheit des Cirkularerlasses des Herrn Ministers der geistlichen etc. Angelegenheiten vom 19. Juli 1883 wurden sämmtliche Landräthe des Bezirks, die Polizeidirektion in Danzig und die Polizeiverwaltung in Elbing auf genaue Beachtung der in diesem Erlasse näher bezeichneten Massregeln hingewiesen. Insbesondere wurde ferner in Folge Erlasses des Herrn Ministers des Innern vom 30. Juli 1883 die Aufmerksamkeit der Behörden auf die Durchführung der geeigneten sanitären Massregeln in den öffentlichen Anstalten, Strafanstalten, Polizeigefängnissen etc. gelenkt. In Folge des Auftretens der Cholera in Frankreich wurde schon durch eine diesseitige Verfügung vom 14. Juli 1884 auf die Durchführung der Massregeln wegen Reinhaltung der Häuser, Höfe, Strassen, Gruben, Kanäle, Ställe, Ausgussleitungen, auf Beschaffung eines ausreichenden und guten Trinkwassers etc. unter Mitwirkung der Sanitätskommissionen aufs neue verwiesen, sowie im Falle des Verdachts der Einschleppung der Seuche die strengste Isolirung der Kranken, die Desinfektion der Abgänge, Wäsche, Betten etc., sowie auch der mit den Kranken in Berührung getretenen Personen angeordnet. Die weiteren Bestimmungen des Erlasses des Herrn Ministers der geistlichen etc. Angelegenheiten vom 14. Juli 1884, namentlich auch in Betreff des Eisenbahnverkehrs etc., sowie die Bestimmungen des Erlasses der Herren Minister der geistlichen etc. Angelegenheiten und des Innern in Betreff der Schulen vom 14. Juli 1884 wurden in gleicher Weise zur strengen Beachtung den nachgeordneten Behörden mitgetheilt; das Verbot der Ein- und Durchfuhr von gebrauchter Leib- und Bettwäsche, gebrauchter Kleider, Hadern und Lumpen aller Art aus Frankreich in Folge Erlasses des Herrn Ministers der geistlichen etc. Angelegenheiten vom 2. August 1884 ausgesprochen und Zuwiderhandlungen dagegen mit der Strafe des § 327 des Reichs-Strafgesetzbuches bedroht. Letzteres Verbot ist durch Erlass des Herrn Ministers vom 29. Januar 1885 wieder aufgehoben worden. Bezüglich der Vorsichtsmassregeln gegen die Verbreitung der Cholera durch den Eisenbahnverkehr sind im Einverständniss mit der Königlichen Eisenbahndirektion in Bromberg die Stationen Dirschau und Legethor zu Revisionsstationen bestimmt worden. Eine ärztliche Ueberwachung des Personenverkehrs durch landespolizeilich bestimmte Aerzte hat bisher auf den genannten Stationen nicht stattgefunden. Die Thätigkeit der Sanitätskommission im Stadtkreis Danzig hat sich sehr erspriesslich erwiesen. Mehrere hundert Anzeigen sind der Polizeibehörde zur weiteren Verfolgung eingereicht worden. Namentlich sind hierbei auch die hygienischen Verhältnisse der Wohnungen einer Prüfung unterzogen worden, die Selbsterkenntniss des

Publikums in Bezug auf die gesundheitswidrige Beschaffenheit vieler Wohnungen gefördert und viele Mängel aufgedeckt worden, deren Beseitigung schon unter gewöhnlichen Verhältnissen im öffentlichen Interesse liegt. Auch in den übrigen Kreisen hat sich eine rege Thätigkeit entwickelt und auf die Beseitigung von Missständen gerichtet, die der Ausbreitung ansteckender Krankheiten Vorschub zu leisten geeignet sind.

Ein beklagenswerther Uebelstand beim Ausbruch ansteckender Krankheiten auf dem Lande ist der Mangel an Heil- und Verpflegungsmassregeln für die ärmeren Klassen. In zweckdienlicher Weise suchte dagegen der Kreisausschuss des Marienburger Kreises Abhülfe zu schaffen und der Landrath diese durch den Erlass einer Polizei-Verordnung zu sichern.

Es ist darin die Bildung von Sanitätskommissionen für jeden Amtsbezirk angeordnet und deren Thätigkeit insbesondere auch dahin präzisirt worden, dass sie die für den Fall der Annäherung und des zu befürchtenden Ausbruchs ansteckender Krankheiten erforderlichen Heil- und Verpflegungsmittel und Anstalten zu ermitteln und die nothwendigen Einrichtungen (z.B. von Krankenstuben und Lazarethen, Medikamenten u.s.w.) vorzubereiten haben. Die Beschaffung der hierzu, sowie zur Durchführung der vorgeschriebenen sanitätspolizeilichen Massregeln erforderlichen Aufwendungen ist den Amtsbezirken überwiesen, und hat bei Verabsäumung der letzteren der Amtsvorsteher das Erforderliche auf Kosten der Amtsbezirke zu beschaffen event. diese Kosten im Wege der Exekution einzuziehen.

Eine gleiche Polizei-Verordnung erliessen der Landrath des Elbinger Landkreises, der Landrath des Pr. Stargarder Kreises und der Landrath des Carthauser Kreises. Aehnliche Veranstaltungen fanden in den übrigen Kreisen statt.

Bezüglich der in Gemässheit des Erlasses des Herrn Ministers der geistlichen etc. Angelegenheiten vom 4. September 1884, wegen Zuzugs italienischer Arbeiter zu treffenden Massregeln ist zu bemerken, dass dazu im diesseitigen Bezirk sich keine Gelegenheit gefunden hat.

Ob der Anschluss eines Choleralazareths an die Kanalisation geschehen dürfe, ohne dass die Dejektionen der Kranken vorher in geeigneter Weise einer gründlichen Desinfektion mit Karbolsäurelösung unterworfen worden sind? wurde dahin entschieden: dass ein solcher Anschluss ohne Bedenken geschehen kann, wenn bei der jedesmaligen sofortigen Beseitigung der Dejektionen durch die Klosets eine Nachspülung des letzteren mit der in der Instruktion zum Ministerialerlass vom 14. Juli 1884 vorgeschriebenen desinfizirenden Flüssigkeit bewirkt, auch das Wasser im Grunde des Trichters mit der gleichen Flüssigkeit vermischt wird.

Eine besondere Sorgfalt musste auf die Desinfektion und Reinigung der überschwemmten Wohnungen, Keller und Brunnen in den betreffenden Niederungsgegenden der Weichsel und Nogat (cfr. Seite 18) gerichtet werden. Die diesfalligen Anordnungen waren den Vorschriften entsprechend, die in der, dem Reskript des Herrn Ministers der geistlichen etc. Angelegenheiten vom 29. Juli 1884 beigefügten Anlage bezeichnet sind. Uebrigens hatte nur in den Anfangs April 1883 inundirten Gebieten der Nehrung das Wasser in einzelnen Häusern, jedoch nicht länger als 9 bis 15 Stunden gestanden. Die nach dem Abfluss eingetretene warme und freundliche Witterung gestattete eine energische Lüftung und führte neben den sonstigen Massnahmen zu einer schnellen Austrocknung und Wiederbenutzung. Mehrfach erforderte jedoch die noch in den Wänden haftende Feuchtigkeit beim Mangel anderweitig zu benutzender Wohnräume, dass die Bettstellen und andere Geräthschaften möglichst weit von den Wänden entfernt aufgestellt, durch Bretter, Decken, Stroh und dergl. davon getrennt wurden, und auf eine besondere Austrocknung der letzteren, wie der Betten und des Lagerstrohes Bedacht genommen werden musste. Die Wohnhäuser in dem Ueberschwemmungsgebiet der Nogat sind in einer höheren Lage gebaut und blieben bei der am 27. und 28. Juni 1884 stattgehabten Ueberschwemmung vom Eindringen des Wassers befreit. Die Verunreinigung vieler Brunnen im Nehrungsgebiet gab zu Besorgnissen Veranlassung, jedoch verhalf eine schnelle Reinigung derselben dazu, die Besorgnisse zu zerstreuen. Ein ideales Wasser ist überhaupt nirgends in diesen Gegenden anzutreffen. In den Niederungsortschaften des Ueberschwemmungsgebiets der Nogat existiren keine Brunnen, aus denen das Trinkwasser für Menschen entnommen wird. Das Wasser der vorhandenen Brunnen ist nur zum Tränken des Viehes bestimmt. Die Menschen bedienen sich des Wassers aus den fliessenden Gewässern. Soweit die Brunnen in Folge der Ueberschwemmung verunreinigt waren, hat eine Beseitigung des Ueberschwemmungswassers und der mit demselben zugeführten Stoffe stattgefunden.

Zur Absolvirung eines Kursus in Cholera-Untersuchung sind aus dem diesseitigen Bezirk die beiden Kreisphysiker Dr. Freymuth und Dr. Deutsch nach Berlin einberufen worden, und haben unter Leitung des Geheimen Regierungsraths Koch die erforderliche Anweisung erhalten.

2. Pocken.

Die Pocken haben während der Berichtsjahre im Regierungsbezirk Danzig im Ganzen keine grosse Ausbreitung gefunden und verhältnissmässig nur wenig Todesfälle herbeigeführt (cfr. Tabelle 20 und 22). In der Mehrzahl der Fälle war es die unter dem Namen der Varioloiden bekannte Form der echten Pocken, welche grösstentheils günstig verliefen. Die Ansteckungsquelle war nicht immer nachweisbar. Auch ist nicht bekannt geworden, dass durch das Umpacken und Verarbeiten des russischen Hanfes das Pockenkontagium importirt worden ist.

Thatsächlich genügte ein einmaliger, kurz bemessener Aufenthalt im Zimmer eines Pockenkranken ohne nachweisliche Berührung mit demselben, um die Ansteckung zu vermitteln.

Die durch die §§ 44 ff. des Regulativs vom 8. August 1835 gesetzlich vorgeschriebenen Schutzmaassregeln gegen die Pocken wurden in der Regel strikte ausgeführt. Zwangsimpfungen nach der Vorschrift des § 53 Abs. 2 a. a. O. haben der geringen Verbreitung der Pocken wegen nicht stattgefunden. Dagegen ist die im Absatz 1 des § 55 vorgeschriebene Impfung ansteckungsfähiger Personen aus der nächsten Umgebung des Kranken angeordnet und ausgeführt worden. Die auf Grund des Reichs-Impfgesetzes vom 8. August 1874 ausgeführten öffentlichen Erstimpfungen und Wiederimpfungen in den Kreisen des Regierungsbezirks ergaben in den Berichtsjahren nachstehende Resultate:

Uebersicht der Impfungen in dem

Bezirk	Zahl der Einwohner bei der letzten Volkszählung	Gesammtzahl der zur Erstimpfung vorzustellenden Kinder	Im Laufe des Geschäftsjahres vor dem Nachweise erfolgreicher Impfung zugezogene, im Vorjahre geborene Kinder	Hiervon sind					Es sind impfpflichtig geblieben			
				im Laufe des Geschäftsjahres ungeimpft		von der Impfpflicht befreit, weil sie die natürlichen Blattern überstanden haben	bereits im Vorjahre eingetragen als mit Erfolg geimpft	bereits in vorhergehenden Jahren mit Erfolg geimpft, aber erst jetzt zur Nachschau erschienen	zum 1. Mal	zum 2. Mal	zum 3. Mal	im Ganzen
				gestorben	verzogen							
1	2	3	4	5	6	7	8	9	10	11	12	13
1. Kreis Berent	46 245	1 956	.	110	55	.	25	.	1 766	.	.	1 766
2. „ Carthaus	59 264	2 781	210	135	144	.	12	1	2 618	81	.	2 699
3. Landkreis Danzig	80 247	3 883	114	290	409	.	172	40	2 838	153	95	3 086
4. Stadtkreis Danzig	108 549	5 162	359	1 103	1 250	.	56	5	3 085	19	3	3 107
5. Landkreis Elbing	37 381	1 389	122	138	123	1	45	9	1 193	1	1	1 195
6. Stadtkreis Elbing	35 757	1 360	.	244	72	1	22	.	1 021	.	.	1 021
7. Kreis Marienburg	59 688	2 463	.	190	252	.	106	.	1 913	2	.	1 915
8. „ Neustadt	64 605	2 717	190	107	232	.	170	.	2 398	.	.	2 398
9. „ Pr. Stargardt	76 991	3 369	77	507	344	.	4	1	2 590	.	.	2 590
Summa	568 717	25 080	1 072	2 824	2 881	2	612	56	19 422	256	99	19 777
Im Jahre 1882	568 717	23 227	679	2 560	2 413	1	799	26	18 325	183	39	18 607

Uebersicht der Wiederimpfungen in dem

Bezirk	Zahl der Einwohner bei der letzten Volkszählung	Gesammtzahl der zur Wiederimpfung vorzustellenden Kinder	Hiervon sind					Zugezogen sind im Laufe des Geschäftsjahres	Es sind impfpflichtig geblieben			
			im Laufe des Geschäftsjahres ungeimpft		von der Impfpflicht befreit, weil sie während der vorhergegangenen 5 Jahre die natürlichen Blattern überstanden haben	während der vorhergehenden 5 Jahre mit Erfolg geimpft			zum 1. Mal	zum 2. Mal	zum 3. Mal	im Ganzen
			gestorben	verzogen								
1	2	3	4	5	6	7	8	9	10	11	12
1. Kreis Berent	46 245	844	.	35	.	.	3	812	.	.	812
2. „ Carthaus	59 264	1 295	4	19	.	17	79	1 312	17	5	1 334
3. Landkreis Danzig	80 247	2 068	3	72	5	14	82	1 712	212	132	2 056
4. Stadtkreis Danzig	108 549	1 923	1	25	1	10		1 802	67	17	1 886
5. Landkreis Elbing	37 381	660	2	25	.	8	37	608	50	4	662
6. Stadtkreis Elbing	35 757	609	1	2	3	17	.	586	.	.	586
7. Kreis Marienburg	59 688	1 184	2	12	1	10	.	1 155	1	3	1 159
8. „ Neustadt	64 605	1 635	9	55	.	32	23	1 508	26	28	1 562
9. „ Pr. Stargardt	76 991	1 444	3	37	4	4	24	1 394	18	8	1 420
Summa	568 717	11 662	25	282	14	112	248	10 889	391	197	11 477
Im Jahre 1882	568 717	13 997	28	376	6	147	160	12 823	515	262	13 600

Regierungsbezirk Danzig pro 1883.

Hiervon sind geimpft					Art der Impfung						Ungeimpft blieben sonach und zwar:				Bemerkungen
	ohne Erfolg			mit unbekanntem Erfolge, weil nicht zur Nachschau erschienen	mit Menschenlymphe			mit Thierlymphe			auf Grund ärztlichen Zeugnisses vorläufig zurückgestellt	weil nicht aufzufinden oder zufällig ortsabwesend	weil vorschriftswidrig der Impfung entzogen	Zahl der während des Geschäftsjahres geborenen, und bereits mit Erfolg geimpften Kinder	
mit Erfolg	zum 1. Mal	zum 2. Mal	zum 3. Mal		von Körper zu Körper	Glycerinlymphe	anders aufbewahrter	von Körper zu Körper	Glycerinlymphe	anders aufbewahrter					
14	15	16	17	18	19	20	21	22	23	24	25	26	27	28	29
1 483	.	.	.	.	1 483	.	.	.	.	.	270	.	13	218	
1 867	63	.	.	33	1 943	20	.	.	.	.	368	3	365	.	
2 226	21	4	.	75	1 093	23	1 210	.	.	.	163	63	534	126	
2 921	45	3	1	.	2 402	108	381	.	26	53	122	11	4	55	
1 187	.	.	1	.	549	582	.	.	7	.	36	4	17	19	
982	6	.	.	2	990	.	.	.	.	.	27	4	.	14	
1 619	35	.	.	7	1 639	1	17	.	.	4	38	100	116	224	
2 071	76	17	.	32	1 374	338	483	.	1	6	47	34	115	192	
2 186	.	.	.	115	2 097	.	174	.	30	.	62	103	124	9	
16 498	246	24	2	264	13 570	1 072	2 265	.	64	63	1 133	322	1 288	857	
15 794	145	7	5	221	13 591	561	1 976	.	41	3	1 074	162	1 199	946	

Regierungsbezirk Danzig pro 1883.

Hiervon sind geimpft					Art der Impfung						Ungeimpft blieben sonach und zwar:				Bemerkungen
	ohne Erfolg			mit unbekanntem Erfolge, weil nicht zur Nachschau erschienen	Mit Menschenlymphe			Mit Thierlymphe			auf Grund ärztlichen Zeugnisses vorläufig zurückgestellt	wegen Aufhörens des Besuchs einer d. Impfpflicht bedingenden Lehranstalt	weil nicht aufzufinden oder zufällig ortsabwesend	weil vorschriftswidrig der Impfung entzogen	
mit Erfolg	zum 1. Mal	zum 2. Mal	zum 3. Mal		von Körper zu Körper	Glycerinlymphe	anders aufbewahrter	von Körper zu Körper	Glycerinlymphe	anders aufbewahrter					
13	14	15	16	17	18	19	20	21	22	23	24	25	26	27	28
777	.	.	.	.	777	.	.	.	.	.	29	.	.	6	
1 002	151	.	.	21	1 159	15	.	.	.	.	27	.	.	133	
1 382	109	91	46	48	1 053	.	623	.	.	.	21	31	3	325	
1 734	75	32	10	1	1 702	23	107	.	9	11	17	7	4	6	
598	23	7	5	.	331	300	.	.	2	.	7	20	.	2	
507	57	.	.	.	564	.	.	.	.	.	8	2	.	12	
1 024	47	.	1	7	1 078	.	1	.	.	.	7	2	23	48	
1 188	137	31	40	36	925	310	196	.	1	.	8	9	41	72	
1 152	28	16	1	40	1 189	.	48	.	.	.	11	.	37	135	
9 364	627	177	103	153	8 778	648	975	.	12	11	135	71	108	739	
11 487	637	244	154	139	10 754	528	1 378	.	.	1	178	75	41	645	

— 28 —

Uebersicht der Impfungen in dem

Bezirk	Zahl der Einwohner bei der letzten Volkszählung	Gesammtzahl der zur Erstimpfung vorzustellenden Kinder	Im Laufe des Geschäftsjahres vor dem Nachweise erfolgreicher Impfung zugezogene, im Vorjahre geborene Kinder	Hiervon sind					Es sind impfpflichtig geblieben			
				im Laufe des Geschäftsjahres ungeimpft		von der Impfpflicht befreit, weil sie die natürlichen Blattern überstanden haben	bereits im Vorjahre eingetragen als mit Erfolg geimpft	bereits in vorhergehenden Jahren mit Erfolg geimpft, aber erst jetzt zur Nachschau erschienen	zum 1. Mal	zum 2. Mal	zum 3. Mal	im Ganzen
				gestorben	verzogen							
1	2	3	4	5	6	7	8	9	10	11	12	13
1. Kreis Berent	46 245	1 916	.	101	83	.	23	.	1 709	.	.	1 709
2. „ Carthaus	59 264	3 033	71	151	167	1	1	6	2 144	501	133	2 778
3. Landkreis Danzig	80 274	4 007	159	309	502	1	190	43	2 917	142	62	3 121
4. Stadtkreis Danzig	108 549	4 785	313	963	969	.	33	4	3 062	51	16	3 129
5. Landkreis Elbing	37 381	1 407	87	108	86	3	61	.	1 205	31	.	1 236
6. Stadtkreis Elbing	35 757	1 440	36	204	94	.	1	.	1 177	.	.	1 177
7. Kreis Marienburg	59 688	2 404	41	205	236	.	103	.	1 891	10	.	1 901
8. „ Neustadt	64 605	2 693	44	84	254	.	129	18	2 241	11	.	2 252
9. „ Pr. Stargardt	76 991	3 453	50	433	367	.	1	.	2 702	.	.	2 702
Summa	568 717	25 138	801	2 558	2 758	5	542	71	19 048	746	211	20 005
Im Jahre 1883	568 717	25 080	1 072	2 824	2 821	2	612	56	19 422	256	99	19 777

Uebersicht der Wiederimpfungen in dem

Bezirk	Zahl der Einwohner bei der letzten Volkszählung	Gesammtzahl der zur Wiederimpfung vorzustellenden Kinder	Hiervon sind				Zugezogen sind im Laufe des Geschäftsjahres	Es sind impfpflichtig geblieben			
			im Laufe des Geschäftsjahres ungeimpft		von der Impfpflicht befreit, weil sie während der vorhergegangenen 5 Jahre die natürlichen Blattern überstanden haben	während der vorhergehenden 5 Jahre mit Erfolg geimpft		zum 1. Mal	zum 2. Mal	zum 3. Mal	im Ganzen
			gestorben	verzogen							
1	2	3	4	5	6	7	8	9	10	11	12
1. Kreis Berent	46 245	1 187	.	21	1	5	.	1 160	.	.	1 160
2. „ Carthaus	59 264	1 411	3	15	2	7	15	1 254	145	.	1 399
3. Landkreis Danzig	80 274	2 386	4	62	1	29	.	2 026	149	115	2 290
4. Stadtkreis Danzig	108 549	2 551	2	55	.	18	.	2 337	95	44	2 476
5. Landkreis Elbing	37 381	835	3	23	2	10	26	790	25	8	823
6. Stadtkreis Elbing	35 757	848	.	5	.	2	.	841	.	.	841
7. Kreis Marienburg	59 688	1 449	1	69	1	18	28	1 360	28	.	1 388
8. „ Neustadt	64 605	1 937	1	73	1	17	7	1 756	65	31	1 852
9. „ Pr. Stargardt	76 991	1 866	1	57	.	5	37	1 811	29	.	1 840
Summa	568 717	14 470	15	380	8	111	113	13 335	536	198	14 069
Im Jahre 1883	568 717	11 662	25	282	14	112	248	10 889	391	197	11 477

Regierungsbezirk Danzig pro 1884.

Hiervon sind geimpft					Art der Impfung						Ungeimpft blieben sonach und zwar:				Bemerkungen
mit Erfolg	ohne Erfolge			mit unbekanntem Erfolge, weil nicht zur Nachschau erschienen	mit Menschenlymphe			mit Thierlymphe			auf Grund ärztlichen Zeugnisses vorläufig zurückgestellt	weil nicht aufzufinden oder zufällig ortsabwesend	weil vorschriftswidrig der Impfung entzogen	Zahl der während des Geschäftsjahres geborenen und bereits mit Erfolg geimpften Kinder	
	zum 1. Mal	zum 2. Mal	zum 3. Mal		von Körper zu Körper	Glycerinlymphe	anders aufbewahrter	von Körper zu Körper	Glycerinlymphe	anders aufbewahrter					
14	15	16	17	18	19	20	21	22	23	24	25	26	27	28	29
1 475	.	.	.	.	1 475	.	.	.	.	.	234	.	.	215	
1 832	161	12	.	24	2 009	.	.	.	20	.	209	201	339	.	
2 450	16	9	.	39	1 223	14	1 275	.	.	2	180	37	390	103	
2 943	34	3	1	.	2 523	75	325	.	19	39	132	15	1	33	
1 177	.	.	.	3	99	1 058	3	.	20	.	48	3	5	47	
1 157	1	.	.	.	1 158	.	.	.	.	.	17	2	.	12	
1 556	23	.	.	3	1 347	156	79	.	.	.	36	14	269	225	
1 917	53	6	1	68	638	880	375	.	1	151	34	7	166	175	
2 087	2	.	.	229	2 114	146	22	.	36	.	36	8	340	2	
16 594	290	30	2	366	12 586	2 329	2 079	.	96	192	926	287	1 510	812	
16 498	246	24	2	264	13 570	1 072	2 265	.	64	63	1 133	322	1 288	857	

Regierungsbezirk Danzig pro 1884.

Hiervon sind geimpft					Art der Impfung						Ungeimpft blieben sonach und zwar:				Bemerkungen
mit Erfolg	ohne Erfolge			mit unbekanntem Erfolge, weil nicht zur Nachschau erschienen	Mit Menschenlymphe			Mit Thierlymphe			auf Grund ärztlichen Zeugnisses vorläufig zurückgestellt	wegen Aufhörens des Besuchs einer d. Impfpflicht bedingenden Lehranstalt	weil nicht aufzufinden oder zufällig ortsabwesend	weil vorschriftswidrig der Impfung entzogen	
	zum 1. Mal	zum 2. Mal	zum 3. Mal		von Körper zu Körper	Glycerinlymphe	anders aufbewahrter	von Körper zu Körper	Glycerinlymphe	anders aufbewahrter					
13	14	15	16	17	18	19	20	21	22	23	24	25	26	27	28
1 091	.	.	.	.	1 091	.	.	.	.	.	61	.	.	8	
997	177	1	.	46	1 221	.	.	.	.	.	8	2	13	155	
1 651	148	55	55	44	972	14	967	.	.	.	28	59	6	244	
2 310	94	29	16	1	2 216	42	170	.	13	9	14	5	6	1	
770	32	5	1	2	87	723	.	.	.	.	6	7	.	.	
765	65	.	.	1	831	.	.	.	.	.	4	3	1	2	
1 269	57	.	.	.	1 301	.	25	.	.	.	6	3	1	52	
1 494	144	30	23	28	583	327	314	.	.	495	9	9	1	114	
1 624	22	.	.	69	1 623	92	.	.	.	.	1	4	2	118	
11 971	739	120	95	191	9 925	1 198	1 476	.	13	504	137	92	30	694	
9 364	627	177	103	153	8 778	648	975	.	12	11	135	71	108	739	

Uebersicht der Impfungen in dem

Bezirk	Zahl der Einwohner bei der letzten Volkszählung	Gesammtzahl der zur Erstimpfung vorzustellenden Kinder	Im Laufe des Geschäftsjahres vor dem Nachweise erfolgreicher Impfung zugezogene, im Vorjahre geborene Kinder	Hiervon sind		von der Impfpflicht befreit, weil sie die natürlichen Blattern überstanden haben	bereits im Vorjahre eingetragen als mit Erfolg geimpft	bereits in vorhergehenden Jahren mit Erfolg geimpft, aber erst jetzt zur Nachschau erschienen	Es sind impfpflichtig verblieben			
				im Laufe des Geschäftsjahres ungeimpft					zum 1. Mal	zum 2. Mal	zum 3. Mal	im Ganzen
				gestorben	verzogen							
1	2	3	4	5	6	7	8	9	10	11	12	13
1. Kreis Berent	46 359	1 975	.	89	69	.	26	.	1 791	.	.	1 791
2. „ Carthaus	58 824	2 818	633	336	417	1	6	86	2 491	113	1	2 605
3. Landkreis Danzig	81 550	3 848	227	238	463	.	152	30	3 077	90	25	3 192
4. Stadtkreis Danzig	114 822	4 945	302	1 007	975	.	13	.	3 248	4	.	3 252
5. Landkreis Elbing	37 378	1 345	74	115	68	.	39	4	1 193	.	.	1 193
6. Stadtkreis Elbing	38 286	1 181	50	216	70	.	12	.	933	.	.	933
7. Kreis Marienburg	59 812	2 474	34	194	276	1	123	.	1 912	2	.	1 914
8. „ Neustadt	64 698	2 681	40	116	239	.	146	2	2 208	4	6	2 218
9. „ Pr. Stargardt	76 944	3 227	341	440	355	.	3	.	2 770	.	.	2 770
Summa	578 673	24 494	1 701	2 751	2 932	2	520	122	19 623	213	32	1 986
Im Jahre 1884	568 717	25 138	801	2 558	2 758	5	542	71	19 048	746	211	20 005

Uebersicht der Wiederimpfungen in dem

Bezirk	Zahl der Einwohner bei der letzten Volkszählung	Gesammtzahl der zur Wiederimpfung vorzustellenden Kinder	Hiervon sind		von der Impfpflicht befreit, weil sie während der vorhergegangenen 5 Jahre die natürlichen Blattern überstanden haben	während der vorhergehenden 5 Jahre mit Erfolg geimpft	Zugezogen sind im Laufe des Geschäftsjahres	Es sind impfpflichtig geblieben			
			im Laufe des Geschäftsjahres ungeimpft					zum 1. Mal	zum 2. Mal	zum 3. Mal	im Ganzen
			gestorben	verzogen							
1	2	3	4	5	6	7	8	9	10	11	12
1. Kreis Berent	46 359	1 099	1	25	.	8	.	1 065	.	.	1 065
2. „ Carthaus	58 824	1 694	9	78	.	24	181	1 736	26	2	1 764
3. Landkreis Danzig	81 550	2 288	5	89	1	31	106	2 061	149	58	2 268
4. Stadtkreis Danzig	114 822	2 568	2	40	.	26	.	2 361	110	29	2 500
5. Landkreis Elbing	37 378	798	4	21	1	7	55	790	28	2	820
6. Stadtkreis Elbing	38 286	893	1	5	.	14	.	843	19	11	873
7. Kreis Marienburg	59 812	1 358	1	9	1	7	11	1 336	14	1	1 351
8. „ Neustadt	64 698	1 886	1	84	.	22	2	1 706	49	26	1 781
9. „ Pr. Stargardt	76 944	1 918	5	51	.	3	62	1 903	18	.	1 921
Summa	578 673	14 502	29	402	3	142	417	13 801	413	129	14 343
Im Jahre 1884	568 717	14 470	15	380	8	111	113	13 335	536	198	14 069

— 31 —

Regierungsbezirk Danzig pro 1885.

Hiervon sind geimpft					Art der Impfung						Ungeimpft blieben sonach und zwar:				Bemerkungen
mit Erfolg	ohne Erfolg			mit unbekanntem Erfolge, weil nicht zur Nachschau erschienen	mit Menschenlymphe			mit Thierlymphe			auf Grund ärztlichen Zeugnisses vorläufig zurückgestellt	weil nicht aufzufinden oder zufällig ortsabwesend	weil vorschriftswidrig der Impfung entzogen	Zahl der während des Geschäftsjahres geborenen und bereits mit Erfolg geimpften Kinder	
	zum 1. Mal	zum 2. Mal	zum 3. Mal		von Körper zu Körper	Glycerinlymphe	anders aufbewahrter	von Körper zu Körper	Glycerinlymphe	anders aufbewahrter					
14	15	16	17	18	19	20	21	22	23	24	25	26	27	28	29
1 556	.	.	.	.	1 556	.	.	.	.	.	205	12	18	.	
2 111	93	9	.	.	100	2 093	.	.	20	.	248	41	103	.	
2 542	10	3	2	27	1 015	9	1 551	.	.	9	189	56	363	71	
3 021	54	30	1	.	2 237	96	326	371	26	50	119	22	5	72	
1 123	.	.	.	10	1	1 016	106	.	10	.	42	.	18	46	
906	1	.	.	.	907	.	.	.	.	.	22	.	4	6	
1 590	60		.	9	1 314	202	140	.	.	3	36	24	195	209	
1 990	43	1	5	37	535	1 302	.	.	.	239	19	.	123	130	
2 348	2	.	1	97	2 220	.	195	.	30	2	67	3	253	15	
17 187	263	43	8	180	9 885	4 718	2 318	371	86	303	947	158	1 082	549	
16 594	290	30	2	366	12 586	2 329	2 079	.	96	192	926	287	1 510	812	

Regierungsbezirk Danzig pro 1885.

Hiervon sind geimpft					Art der Impfung						Ungeimpft blieben sonach und zwar:				Bemerkungen
mit Erfolg	ohne Erfolg			mit unbekanntem Erfolge, weil nicht zur Nachschau erschienen	Mit Menschenlymphe			Mit Thierlymphe			auf Grund ärztlichen Zeugnisses vorläufig zurückgestellt	wegen Anhörens des Besuchs einer d. Impfpflicht bedingenden Lehranstalt	weil nicht aufzufinden oder zufällig ortsabwesend	weil vorschriftswidrig der Impfung entzogen	
	zum 1. Mal	zum 2. Mal	zum 3. Mal		von Körper zu Körper	Glycerinlymphe	anders aufbewahrter	von Körper zu Körper	Glycerinlymphe	anders aufbewahrter					
13	14	15	16	17	18	19	20	21	22	23	24	25	26	27	28
1 023	.	.	.	.	1 023	.	.	.	.	.	28	.	3	11	
1 470	192	3	1	.	95	1 551	.	.	20	.	86	.	2	10	
1 821	137	36	22	20	954	86	996	.	.	.	16	58	10	148	
2 248	142	39	19	1	1 742	47	195	378	4	83	25	9	1	16	
744	37	18	3	5	.	702	105	.	.	.	11	1	.	1	
776	60	4	5	8	853	.	.	.	.	.	7	1	.	12	
1 200	87	3	.	6	1 060	157	79	.	.	.	13	.	4	38	
1 527	118	36	23	25	433	1 113	.	.	.	183	3	3	.	46	
1 760	32	.	.	38	1 717	.	113	.	.	.	4	.	.	87	
12 569	805	139	73	103	7 877	3 656	1 488	378	24	266	193	72	20	369	
11 971	739	120	95	191	9 925	1 198	1 476	.	13	504	137	92	30	694	

Hiernach betrug in den Berichtsjahren:

A. in Betreff der Erstimpfungen:

Im Jahre	Die Zahl der geimpften Kinder	Mit Erfolg geimpft	Ohne Erfolg geimpft	Mit unbekanntem Erfolg	Ungeimpft verblieben	Auf Grund ärztlichen Zeugnisses zurückgestellt	Nicht aufzufindende oder zufällig abwesend gewesen	Der Impfung vorschriftswidrig entzogen.
1883	86,1 %	83,4 %	1,4 %	1,3 %	13,9 %	5,8 %	1,6 %	6,5 %
1884	86,3 %	82,9 %	1,6 %	1,8 %	13,7 %	4,6 %	1,5 %	7,6 %
1885	88,9 %	86,5 %	1,5 %	0,9 %	11,0 %	4,8 %	0,8 %	5,5 %

Die Zahl der geimpften Kinder ist daher im Jahre 1884 um 0,2 % grösser, und die Zahl der ungeimpft verbliebenen um ebensoviel geringer als im Jahre 1883 gewesen. Bezüglich des nachgewiesenen Impferfolges stellt sich in den genannten beiden Jahren das Verhältniss von 83,4 % : 82,9 %, mithin für das Jahr 1884 um 0,5 % geringer heraus.

B. in Betreff der Wiederimpfungen:

Im Jahre	Zahl der wiedergeimpften Kinder	Mit Erfolg wieder geimpft	Ohne Erfolg wieder geimpft	Mit unbekanntem Erfolg	Ungeimpft verblieben	Auf Grund ärztlichen Zeugnisses vorläufig zurückgestellt	Wegen Aufhörens des Besuchs einer die Impfpflicht bedingenden Lehr-Anstalt	Weil nicht aufzufinden oder zufällig abwesend	Weil der Impfung vorschriftswidrig entzogen
1883	90,8 %	81,6 %	7,9 %	1,3 %	9,2 %	1,1 %	0,7 %	0,9 %	6,5 %
1884	93,2 %	85,1 %	6,8 %	1,3 %	6,7 %	0,9 %	0,7 %	0,2 %	4,9 %
1885	95,4 %	87,6 %	7,1 %	0,7 %	4,6 %	1,4 %	0,5 %	0,1 %	2,6 %

Die Zahl der wiedergeimpften Kinder ist daher im Jahre 1884 um 2,4 % grösser, und die Zahl der ungeimpft verbliebenen um 2,5 % geringer als im Jahre 1883 gewesen. Bezüglich des nachgewiesenen Impferfolges stellt sich in den genannten beiden Jahren das Verhältniss von 81,6 % : 85,1 %, mithin für das Jahr 1884 um 3,5 % grösser heraus.

Die öffentlichen Impfungen begannen grösstentheils im Mai jeden Jahres, ausnahmsweise schon im April und im Carthauser Kreise erst im Juni. Der Abschluss der Impfungen fand in der Regel im August statt. Geimpft wurde grösstentheils in öffentlichen Lokalen, Schul- und Gastzimmern, ausnahmsweise auch in Privaträumlichkeiten der Ortsvorsteher. Wartezimmer standen meist nicht zu Gebote. Im Allgemeinen sind die Räumlichkeiten zweckmässig befunden worden. Wo das nicht der Fall war, ist Abhilfe geschaffen worden. Die Witterungsverhältnisse haben keinen störenden Einfluss auf die Ausführung des Impfgeschäfts gehabt. Ebenso wenig hat sich durch ansteckende Krankheiten ein nachtheiliger Einfluss, namentlich durch etwaige Unterbrechung darauf geltend gemacht. Nur im Berenter Kreise ist im Jahre 1885 in 4 Ortschaften wegen Diphtheritis und Scharlach von der Impfung gänzlich Abstand genommen, und die Impfung auf das Jahr 1886 verschoben worden.

Dass die Uebertragung derartiger Krankheiten durch Impflinge geschehen oder auf Impflinge vorgekommen ist, ist nicht erwiesen.

Bezüglich der Gestellung der Impflinge zu den anberaumten öffentlichen Impfterminen fand sich mehrfach zu bemängeln, dass Impflinge im Termin nicht zugegen waren, die nur dem Ortsvorsteher vorher „als erkrankt" gemeldet worden waren. Nach den Vorschriften des Reichs-Impfgesetzes entbindet die blosse Anmeldung von Erkrankungen der Impflinge ohne gleichzeitige Beibringung eines ärztlichen Attestes nicht von der Gestellung zum Impftermin, beziehentlich der Vornahme der Impfung. Es musste deswegen entsprechende Weisung für die Folge ertheilt werden. Der bei weitem grösste Theil der öffentlichen Impfungen im Danziger Regierungsbezirk wird durch die Kreis-Medizinalbeamten ausgeführt. Nur für gewisse Impfbezirke in einzelnen Kreisen sind auch nicht beamtete Aerzte mit der Ausführung der Impfung betraut worden. — Im Allgemeinen war die Aufstellung der Impflisten ordnungsmässig vollzogen. Schreibhilfe bei der Führung der Listen war nur vereinzelt gewährt, auch nicht überall von den Impfärzten gewünscht und beansprucht worden. Die Impfung wurde durch Stiche oder Schnitte mit der Impflanzette ausgeführt. Die Zahl der Impfwunden wechselte von 5—10. Die Lymphe war grösstentheils aus dem Provinzial-Impfinstitut aus Königsberg bezogen worden. In mehreren Fällen war von vorjähriger konservirter Lymphe und von Glycerin-Lymphe Gebrauch gemacht. Auch gelangte animale Lymphe aus Elberfeld bezogen, zur Verwendung. Diese verschiedenen Lymphen haben sich gut bewährt, insbesondere gilt das auch von der letztgenannten animalen Lymphe. In Danzig haben in neuerer Zeit die Aerzte S. und P. Impfungen mit selbst gewonnener Kälber-Lymphe vorgenommen. Die ersten Verimpfungen animaler und humanisirter Lymphe auf Kälber zur Gewinnung von Lymphe waren von keinem befriedigenden Resultat begleitet. Erst im 4. Falle der Verimpfungen erlangte man einen nach jeder Richtung hin günstigen Erfolg.

Das betreffende Kalb, circa 20 Tage alt, war an der Bauchfläche am 8. August 1885 mit 40 Kreuzschnitten und am linken Ohr mit 10 Impfstichen versehen worden. Die zu dieser Impfung verwendete Lymphe war aus der Schering'schen Apotheke in Berlin entnommen worden. Die Revision am 12. und 13. August ergaben, dass sämmtliche Impfstellen gut aufgegangen waren. Die daraus gewonnene Lymphe mit reinem Glycerin und acqua destillata in richtigem Verhältniss unter Verreibung gemischt, gab eine weisse gleichmässige, von Blutbeimischung vollständig freie Emulsion. Mit letzterer konnten am 4. Tage 40, am 5. Tage noch 16 grössere Capillar-Röhrchen gefüllt werden. Auch wurde aus einzelnen Pusteln reine Lymphe konservirt. Sie zeigte sich vollständig klar. Bevor nun Versuche mit der so gewonnenen Lymphe angestellt wurden, überzeugte man sich bei der Schlachtung des Kalbes von dem durchweg gesunden Zustande seines Körpers und insbesondere der Lungen. Die Versuche begannen am 18. August mit der Vaccination von 35, und der Revaccination von 5 Kindern. Von den 35 Vaccinationen waren 33, von den 5 Revaccinationen sämmtliche erfolgreich. Weitere Versuche wurden am 19. und am 26. August ausgeführt. 4 Vaccinationen mittelst Stiches blieben erfolglos. Dagegen hatte die Impfung bei denselben Impflingen am 26. August mittelst Kreuzschnitte ausgeführt, einen vollständigen Erfolg und zwar 3mal mit 4, 1mal mit 5 sehr guten Pusteln! Der Vorzug der Kreuzschnitte erwies sich noch deutlicher bei den Revaccinationen. Von 51 Schulkindern wurden am 19. August 34 mit Kreuzschnitten, 17 mit Stichen geimpft; bei jenen war in 33 Fällen befriedigender Erfolg, bei diesen in keinem einzigen Falle ein Erfolg erzielt worden. Besonders wird bei diesen Impfungen resp. Wiederimpfungen das Fernbleiben jeder entzündlichen Reaktion und die äusserst geringe Schmerzhaftigkeit im Verlauf hervorgehoben.

Es ist in Aussicht genommen, ein Impfinstitut zur Gewinnung von Kälber-Lymphe in Danzig herzustellen.

Erkrankungen oder Todesfälle, die als Impfvergiftung zu bezeichnen waren, kamen nicht vor. An Denunziationen in dieser Beziehung fehlte es nicht; selbst ein homöopathischer Arzt gab sich dazu her und veranlasste eine eingehende Untersuchung mehrerer vermeintlicher Impfvergiftungs-Fälle. In keinem derselben konnten die aufgestellten Behauptungen auch nur entfernt begründet, geschweige denn erwiesen und bestätigt werden.

Leichtere und stärkere Entzündungen der Haut in der Umgebung der Pusteln, in einzelnen Fällen mit geringer Anschwellung der Lymphdrüsen-Erscheinungen, wie sie stets bei zahlreichen Impfungen vereinzelt auftreten und in der Regel in der individuellen Disposition des Impflings begründet sind, — kamen vor. Auch Vereiterung des Unterhautzellgewebes ist bemerkt worden. Dagegen sind keine Fälle von Rothlauf (früh oder spät — Erysipel), von Verschwärung und brandiger Beschaffenheit der Impfpusteln, von Blutvergiftung und von Syphilis beobachtet worden. Auch chronische Ausschläge, deren Entwickelung der Impfung beizumessen gewesen wäre, traten nicht auf. — Als eine Störung im Verlauf der Impfpocken ist im Jahre 1885 bei zwei Impflingen, einem Kinde in dem ersten Lebensjahre und einem Schulkinde, ein über einen grösseren Theil des Körpers sich verbreitender pustulöser Ausschlag (Impetigo) beobachtet worden, der für die Mutter des ersterwähnten Kindes und noch für 4 andere Kinder aus 3 Familien ansteckend wurde, ohne dass die Erkrankten Nachtheile davon zurückbehielten. Tuberculose ist unter den Impflingen niemals konstatirt und aus diesem Grunde die Impfung auch nicht ausgesetzt worden. Dagegen ist dieselbe wegen Scrophulose (Rhachitis) mehrfach, wegen Syphilis und Verdacht derselben in einzelnen Fällen aus dem Stadt- und Landkreise Danzig unterlassen worden. Nach der Annahme eines homöopathischen Arztes sollte der 8 Tage nach der Impfung aufgetretene, über den ganzen Körper verbreitete pustulöse Ausschlag bei einem Knaben von 2½ Jahren syphilitischer Natur und durch die Impfung hervorgerufen sein. Das Kriterium für syphilitische Infektion wurde darin gefunden, dass die dunkel verfärbten Pusteln von der Grösse einer Bohne bis zu der einer Haselnuss wechselten. Abgesehen davon, dass, woher auch nur der Ausschlag herrührt, die Pusteln niemals eine vollkommene Gleichheit in der Grösse darbieten, war übrigens bei keinem anderen der mit derselben Lymphe geimpften Kinder irgend ein Ausschlag hervorgetreten. Ebenso schloss die kurze Frist, binnen welcher der Ausschlag nach der Impfung erschienen war, wie das baldige Verschwinden desselben nach der begonnenen Behandlung die Annahme von Impfsyphilis völlig aus.

Die Seitens einer Polizeibehörde in einem Beschwerdefall geschehene Auslegung des § 1 in Verbindung mit § 10 Absatz 2 des Reichsimpfgesetzes dahin, dass in keinem Falle, in welchem durch ein ärztliches Attest bezeugt wird, dass der Impfling die natürlichen Blattern überstanden habe, die Impfung bis zum 12. Jahre ausgesetzt werden darf, vielmehr innerhalb dieses gesetzlichen Zeitraums vorgenommen werden muss, hat weder in der allgemeinen Erfahrung über die Wirkung der überstandenen natürlichen Blattern eine Berechtigung, noch im Reichsimpfgesetz einen Ausdruck gefunden. Im Allgemeinen ist die Wirkung der überstandenen natürlichen Blattern der der Schutzblattern durchaus gleich zu erachten. Dass das ärztliche Attest, welches die überstandenen natürlichen Pocken bei dem betreffenden Impfling bezeugte, von dem impfgegnerischen Vater des letzteren selbst herrührte, vermochte so lange die Wirkung des Attestes nicht zu schmälern, so lange nicht erwiesen war, dass der Vater in seiner Eigenschaft als Arzt dasselbe wider besseres Wissen ausgestellt hatte. Auch im diesseitigen Bezirk hat mehrfach die impfgegnerische Presse sich laut gemacht und, wie stets, den Fehler dabei begangen, die Impfung nach der Zahl der Pockenerkrankungen bei Geimpften, nicht aber die Schutzkraft nach der ausserordentlich herabgesetzten Zahl der Todesfälle bei Geimpften im Gegensatz zur Zahl derselben bei Nichtgeimpften zu bemessen.

Schliesslich muss noch darauf hingewiesen werden, dass Eltern wiederholt aufgefordert werden können, den Nachweis der Impfung ihres Kindes zu führen, oder die unterlassene Impfung nachzuholen, und dass jede Nichtbefolgung einer solchen Aufforderung neue Bestrafung rechtfertigt (§ 4, 12 und 14 des Reichsimpfgesetzes vom

8. April 1874). Die Annahme, dass in dem Falle, wo wegen Nichtimpfung bereits Bestrafung erfolgt ist, neue Bestrafung bei Nichtbefolgung erneuter Aufforderung durch den Rechtsgrundsatz „ne bis in idem" ausgeschlossen ist, ist nicht für begründet zu erachten. Das Impfgesetz beruht auf der vom Gesetzgeber gebilligten wissenschaftlichen Ueberzeugung, dass eine allgemeine und wiederholte Impfung im Interesse der öffentlichen Gesundheitspflege geboten sei. Um dieses Ziel zu erreichen, hat das Gesetz, welches von einer direkten zwangsweisen Impfung absieht, der zuständigen Aufsichtsbehörde die erforderlichen Zwangsmittel zur Verfügung gestellt, um auf die Entschliessung des Impfverpflichteten so lange einzuwirken, bis dieser dem Gesetz dadurch genügt hat, dass er entweder die Impfung vornimmt, oder die Unzulässigkeit derselben im gegebenen Falle nachweist. Es ist daher rechtsirrthümlich, der Gesetzgeber habe einen, gerade durch das Gesetz bekämpften Zustand für die fernere Zeit den Schutz des Gesetzes angedeihen lassen wollen, sobald dieser gesetzwidrige Zustand einmal durch rechtskräftiges Urtheil festgestellt, demselben gleichwohl aber durch den Verpflichteten nicht abgeholfen worden sei. Das Gesetz würde sich damit der Hartnäckigkeit des Widerstandes beugen, statt denselben im öffentlichen Interesse zu brechen. Auch entbehrt jene Behauptung, dass die in dem Impfgesetz vorgesehenen Zwangsmassregeln nur für Fälle der Nachlässigkeit oder dergleichen, nicht aber für prinzipielle Impfgegner bestimmt seien, der Begründung. Eine derartige Unterscheidung, welche die bewusste Widersetzlichkeit günstiger stellen würde, als das einfache Verfahren, ist aus dem Gesetz nicht zu entnehmen. Endlich handelt es sich bei fortgesetztem Widerstande gegen eine Reihenfolge amtlicher Aufforderungen nicht um einen einzigen Akt strafbarer Widersetzlichkeit. Vielmehr bildet jede neue Aufforderung der Behörde einen selbständigen Willensakt für sich, welcher für sich wieder einen strafbaren Widerstand findet, so dass der Grundsatz ne bis in idem hier nicht zur Anwendung zu bringen ist.

Die thatsächliche Feststellung, ob ein Impfpflichtiger, welcher nach ärztlichem Zeugniss ohne Gefahr für sein Leben oder für seine Gesundheit nicht geimpft werden kann, von der Impfung ferner auszuschliessen ist, hat in jedem zweifelhaften Falle der zuständige Impfarzt allein zu entscheiden. Eine derartige Feststellung durch den Kreisphysikus, welcher nicht Impfarzt war, konnte für zulässig nicht erachtet werden.

3. Diphtheritis.

In Folge des Ministerialerlasses vom 1. April 1884, betreffend die Anzeigepflicht von Erkrankungen an Diphtherie bei der Polizeibehörde, ist auf Grund der §§ 6, 12, 15 des Gesetzes über die Polizeiverwaltung vom 11. März 1850, sowie der §§ 137 und 139 des Gesetzes über die allgemeine Landesverwaltung vom 30. Juli 1883, mit Zustimmung des Bezirksausschusses die nachstehende Polizeiverordnung vom 21. Oktober 1884 für den Umfang des Reg.-Bez. Danzig erlassen worden.

§ 1. „Alle Familienhäupter, Haus- und Gastwirthe, sowie die Medizinalpersonen haben von den in ihrem Haushalte, ihrem Hause und ihrer Praxis vorkommenden Fällen der Diphtheritis der Ortspolizeibehörde ungesäumt schriftlich oder mündlich Anzeige zu machen.

§ 2. Die Unterlassung dieser Anzeige wird mit einer Geldstrafe von 5 bis 30 Mark geahndet, wenn der zur Anzeige Verpflichtete von dem Vorhandensein der Krankheit unterrichtet war."

Diese Verordnung ist 8 Tage nach erfolgter Publikation durch das Amtsblatt in Kraft getreten.

Dass alle Fälle von Diphtheritis zur Anzeige gebracht worden sind, ist nicht anzunehmen. Bisweilen wird auch die Krankheit verwechselt mit andern Halsaffektionen.

Die Neigung, jedes Halsleiden gegenwärtig unter den Verdacht der Diphtheritis zu stellen, führt zu Irrthümern in der Diagnose. Hieraus ergiebt sich, dass eine genaue Statistik der Diphtheritis nicht möglich ist. Gleichwohl steht thatsächlich fest, dass diese Krankheit in allen Kreisen aufgetreten ist und in verschiedenem Grade geherrscht hat; dass aus Unkenntniss der Fälle oder Nichtbeachtung der sanitätspolizeilichen Massregeln Verschleppungen der Krankheit von Ort zu Ort vorgekommen sind, und dass die Vorschrift des § 16,3 des Regulativs vom 8. August 1835, wonach der Transport von ansteckenden Kranken nur mit Bewilligung der Polizeibehörde unter den hierbei erforderlichen sanitätspolizeilichen Massregeln geschehen darf, auch in betreff der Diphtheritis nicht immer beachtet worden ist. Wenn Bestrafungen deswegen nicht erfolgt sind, so liegt der Grund in der Regel darin, dass die Feststellung des Thatbestandes nicht innerhalb der Grenzen der Verjährungsfrist geschehen ist.

4. **Abdominaltyphus, Flecktyphus und Rückfallfieber** kamen in verschiedenen Kreisen zur Beobachtung. Selten nahmen dieselben einen epidemischen Charakter an. Am häufigsten war letzteres beim Abdominaltyphus bemerkbar, obschon auch hier die Zahl der Einzelnerkrankung nicht hoch war.

Der Flecktyphus kam in den Stadtkreisen Danzig und Elbing, sowie in einzelnen Landkreisen zur Beobachtung. Die überwiegende Mehrzahl der Fälle betraf die ärmere Klasse der Bevölkerung. Mehrfach wurde die Krankheit von obdachlosen, oder in Herbergen sich aufhaltenden Personen eingeschleppt. Zu einer grösseren Verbreitung der Krankheit kam es nirgends. Diesseitigen Beobachtungen zufolge erscheint der Flecktyphus eher in Ab- als in Zunahme zu sein. Nicht immer schien die Krankheit vom Abdominaltyphus streng diagnostisch geschieden worden zu sein. — Die Mortalitätsziffer ist schwer festzustellen, da die Zahl der Erkrankungen nicht sicher feststeht. Jedenfalls liegt dieselbe unter 10%. Personen in vorgerückterem Lebensalter (über 50 Jahr) unterlagen der Krankheit in der Regel leichter als solche aus früheren Lebensaltern. In den Ortschaften Nieder-Brodnitz und Schuelzen im Kreise Carthaus schien das Krankheitsgift von grosser Tenacität zu sein. In Schuelzen wurde das Trinkwasser als Ursache für die weitere Verbreitung angenommen!

Auch das Rückfallfieber wurde mehrfach beobachtet. Die Mikrobien sind in Form von Spirillen während des Anfalls im Blut gefunden worden. Die Krankheit trat unter einer grösseren Zahl Chausseearbeiter, die nur ein sehr mangelhaftes Unterkommen hatten, auf. Die Kranken wurden in ein Krankenhaus geschafft, eine gründliche Desinfektion der Lokalitäten vorgenommen und auf diese Weise eine weitere Verbreitung der Krankheit verhindert. Das Wasser in den Chausseegräben, welches auf Spirillen untersucht worden ist, hat nichts davon auffinden lassen.

5. **Ueber das Auftreten ansteckender Krankheiten** in einzelnen Ortschaften und Städten gewähren die nachstehenden Tabellen eine Uebersicht:

1. Landkreis Danzig.

Masern.

Namen der Ortschaften	Einwohnerzahl	Tag des Ausbruchs der Krankheit	In der Zeit vom 1. Januar bis 1. April 1883			Bemerkungen
			erkrankt	gestorben	genesen	
Pröbbernau . . .	369	15. Februar	42	1	37	Angeblich durch den Fischhandel eingeschleppt.
Vogelsang	327	26. Februar	47	.	47	
		Summa	89	1	84	

Diphtherie.

Namen der Ortschaften	Einwohnerzahl	Tag des Ausbruchs der Krankheit	erkrankt	gestorben	genesen	Bemerkungen
Kahlberg und Liep	394	1. Januar	8	2	6	Aus Elbing eingeschleppt.
Pröbbernau . . .	369	15. Februar	20	6	12	
Woyanow	204	4. März	1	.	1	
		Summa	29	8	19	

2. Kreis Pr. Stargard.

Variolois.

Namen der Ortschaften	Einwohnerzahl	Tag des Ausbruchs der Krankheit	In der Zeit vom 1. April bis ult. Juni 1883			Bemerkungen
			erkrankt	gestorben	genesen	
Czarlin	266	1. Juni	3	2	1	
Gnieschau	183	8. „	2	2	—	
Dirschau	10 934	18. „	1	1	—	
		Summa	6	5	1	

Uebersicht
über die im Elbinger Stadtkreise vorgekommenen Erkrankungen an den Pocken pro 2. Quartal 1883.

Namen der Ortschaften	Einwohnerzahl	Tag des Ausbruchs der Krankheit	In der Zeit vom 16. April bis 20. Juni sind			Bemerkungen
			erkrankt	gestorben	genesen	
Stadtkreis Elbing	36 956	16. April	7	1	6	Die am 16. April aufgenommene Arbeiterfrau Rutkowski aus Mattendorfstr. No. 2 starb im Krankenstift noch an demselben Tage; ausser ihr wurde noch die Tochter der Verstorbenen am 1. Mai aufgenommen und zwei Landstreicher, von denen der letzte am 20. Juni entlassen ist. In den Vorstädten Elbing's kamen noch drei Fälle vor.

Uebersicht
über die im Elbinger Stadtkreise vorgekommenen Fälle von Fleckentyphus pro 2. Quartal 1883.

Namen der Ortschaften	Einwohnerzahl	Tag des Ausbruchs der Krankheit	In der Zeit vom 18. April bis ultimo Juni sind			Bemerkungen
			erkrankt	gestorben	genesen	
Stadtkreis Elbing ..	36 956	18. April	11	1	10	Sieben von den Flecktyphuskranken waren fremde Landstreicher; ein Mann und eine Frau waren aus hiesigen Vorstädten, und zwei Frauen waren im hiesigen Gerichtsgefängniss erkrankt und in's städtische Krankenstift untergebracht

Kreis Pr. Stargard.

Namen der Ortschaften	Einwohnerzahl	Tag des Ausbruchs der Krankheit	In der Zeit von Ende August bis Oktober 1883			Bemerkungen
			erkrankt	genesen	gestorben	
Hagenort	570	Ende August	40	31	9	rothe Ruhr

Jahr 1884.

Danziger Landkreis.

Ruhr.

Namen der Ortschaften	Einwohnerzahl	Tag des Ausbruchs der Krankheit	Im Jahre 1884			Bemerkungen
			erkrankt	genesen	gestorben	
Zankenczyn	159	22. Juli	20	16	4	
Kowall	279	24. Juli	60	54	6	
Nenkau, Ziegelei . .	40	18. August	2	1	1	
		Summa	82	71	11	

Keuchhusten.

Steegen	1 192	29. August	3	3	—	
Narmeln	217	1. November	27	26	1	
Neukrug	120	do.	25	25	—	
Voeglers	156	do.	21	20	1	
		Summa	76	74	2	

Stadtkreis Elbing.

Scharlach.

Namen der Ortschaft	Einwohnerzahl	Tag des Ausbruchs der Krankheit	In der Zeit vom 15. März bis 31. Dezember 1884 sind			Bemerkungen
			erkrankt	gestorben	genesen	
Elbing	36 682	15. März	213	157	56	Besondere Ursachen der Verbreitung des Scharlachfiebers sind nicht beobachtet. Die Desinfektion der Wohnungen ist polizeilich kontrollirt und eventuell zwangsweise ausgeführt.

Diphtheritis.

Namen der Ortschaft	Einwohnerzahl	Tag des Ausbruchs der Krankheit	In der Zeit vom 1. Januar bis 31. Dezember 1884 sind			Bemerkungen
			erkrankt	gestorben	genesen	
Elbing	36 682	1. Januar	116	94	22	Diphtheritis hat auch im Berichtsjahre endemisch geherrscht und ist nicht vollständig erloschen gewesen. Polizeiliche Kontrolle der Desinfektion und des Schulbesuchs hat stattgefunden

Spezifische Bacillen bei Diphtheritis sind bis dahin nicht entdeckt.

Landkreis Elbing.

Diphtheritis.

Namen der Ortschaften	Einwohnerzahl	Tag des Ausbruchs der Krankheit	In der Zeit vom 15. August bis ultimo Dezember 1884 sind			Bemerkungen
			erkrankt	gestorben	genesen	
Mausdorf	151	} 15. August	.	49	.	Genaue Zahlen über die Verbreitung der Krankheit sind nicht zu geben. Von den durch die Standesämter gemeldeten 60 Todesfällen an Bräune mögen noch die meisten der Diphtheritis zuzuzählen sein.
Ellerwald II. Trift .	259					
Teranova	350					
Aschbuden	318					
Fichthorst.	1 070					
Fürstenau	557					
Kämmersdorf	195					

Scharlach.

Namen der Ortschaften	Einwohnerzahl	Tag des Ausbruchs der Krankheit	In der Zeit vom 4. November bis 31. Dezember 1884 sind			Bemerkungen
			erkrankt	gestorben	genesen	
Maibaum	679	} 4. November	.	43	.	Ausser der Angabe von den Standesämtern, dass 48 Todesfälle in Folge von Scharlachfieber vorgekommen sind, konnten keine genaueren Nachrichten erlangt werden.
Ellerwald II. Trift .	259					
Teranova	350					
Ellerwald V. Trift .	314					
Kämmersdorf	195					

Kreis Neustadt.

Diphtheritis.

Namen der Ortschaften	Einwohnerzahl	Tag des Ausbruchs der Krankheit	In der Zeit vom 4. September 1884 bis 7. März 1885 sind			Bemerkungen
			erkrankt	gestorben	genesen	
Lissnau	51	4. Sept. 1884	4	3	.	
Espenkrug	222	25. Jan. 1885	3	.	3	
Hela	420	5. März 1885	11	2	9	

Kreis Pr. Stargard.

Ansteckende Krankheiten.

Namen der Ortschaften	Einwohnerzahl	Tag des Ausbruchs der Krankheit	In der Zeit vom 1. Januar bis zum 31. Dezember 1884			Bemerkungen
			erkrankt	genesen	gestorben	
Baldau	317	17. März	3	2	1	Scharlach
Kniebau	107	März	3	3	.	Scharlach
Gr. Waczmirs	406	unbestimmt	50	41	.	granulöse Augenentzündung
Zeisgendorf	1294	29. Mai	40	5	.	do. do.
Casparus	300	1. August	50	40	10	Typhus abdominal
Grabau	606	do.	56	45	11	Dysenterie
Zeisgendorf	s. oben	Mai	121	.	.	granulöse Augenentzündung
Kniebau	99	September	7	.	.	do. do.
Karczenken, Wiersbinnen, Skorzenno, Zeisgendorf	500	Anfangs October	26	16	10	Dysenterie
Baldau, Kniebau	s. oben	Mai	121	105	.	granulöse Augenentzündung
Dombrowken	765	15. November	53	42	11	Dysenterie
Gr. Waczmirs	s. oben	unbestimmt	50	45	.	granulöse Augenentzündung
Summa			480	244	43	

Auch in andern Kreisen hat sich die granulöse Augenentzündung mehrfach, wiewohl nicht in dem Umfange wie im Pr. Stargarder Kreise bemerkbar gemacht. Eine ziemlich ausgedehnte Ausbreitung gewann die Krankheit im Jahre 1884 in dem Kinderhause zu Oliva. Es kamen 40 Fälle davon vor. Die Epidemie endete hier erst nach mehrmonatlicher Dauer. Im Allgemeinen zeigte sich die Intensität der Krankheit gering. Verluste des Sehvermögens sind nicht zu beklagen gewesen. Die von der Krankheit befallenen Individuen waren überall fast nur Schulkinder. Zeitweise waren die Schulen geschlossen worden um eine gründliche Reinigung und Desinfection der Schulzimmer vorzunehmen. Die Kranken wurden unter ärztliche Controle und Behandlung zum Theil unter Zuziehung einer Diakonissin gestellt.

Namen der Ortschaften.	Einwohnerzahl	Tag des Ausbruchs der Krankheit	In der Zeit vom 1. Januar bis 31 Dezember 1885 sind			Bemerkungen
			erkrankt	genesen	gestorben	
1. Amt Hagenort .	572	16. Februar	412	398	14	Masern
2. Schwarzwald (Gut)	230	November	14	14	—	Granulöse Augenentzündung.
3. Zeisgendorf . . .	1 304	Anfang 1884	53	53	—	do.
4. Baldau	297	November	11	11	—	do.
5. Kniebau	104	do.	9	9	—	do.
6. Gut Schwarzwald	230	do.	12	12	—	do.
7. Rosenthal	574	Mai	1	1	—	Variolois.
8. Gr. Jablau	372	5. August	8	7	1	rothe Ruhr.
9. Gnieschau	218	15. August	7	3	4	Diphtheritis.
10. Zdroino-Linoweg	237	24. Oktober	11	9	2	Scharlach mit Diphtheritis.
11. Gnieschau	218	12. Dezember	31	29	2	Masern.
12. Dirschau	11 140	9. Oktober	176	45	35	Masern; am 31. Dezbr. blieb der Rest noch in der Behandlung.
13. Brust	603	15. Dezember	70	32	—	Masern; der Rest blieb noch in der Behandlung resp. Beobachtung.
14. Zeisgendorf . . .	1 304	15. Dezember	24	20	4	Masern.
15. Baldau	297	15. Dezember	6	4	2	Masern.
Summa	17 751		845	647	6	

Danziger Landkreis.

Infectionskrankheiten im Jahre 1885.

1. Typhus abdominalis.

Namen der Ortschaften	Einwohnerzahl	Tag des Ausbruchs der Krankheit	In der Zeit vom 1. Februar bis 31. Dezember 1885 sind			Bemerkungen
			erkrankt	gestorben	genesen	
Osterwick	457	1. Februar	1	.	1	
Zipplau	206	1. Februar	1	.	1	
Kl. Böhlkau	833	16. Februar	2	1	1	Aus Kl. Böhlkau sind Anfangs des Jahres 1886 einzelne Flecktyphusfälle in die Danziger Krankenhäuser gekommen und ist es wahrscheinlich, dass ein Zusammenhang zwischen diesen und den Fällen aus 1885, deren letzter in den Dezember pr. fällt, besteht, so dass die Diagnose nicht ganz unzweifelhaft ist.
Ohra	5 713	16. März	2	.	2	Die Fälle kamen in derselben Strasse vor, in welcher schon 1884 verschiedene Typhusfälle beobachtet wurden.
Heiligenbrunn	347	20. November	1	.	1	
		Summa	7	1	6	

2. Febris recurrens.

Namen der Ortschaft	Einwohnerzahl	Tag des Ausbruchs der Krankheit	Es sind			Bemerkungen
			erkrankt	gestorben	genesen	
Kl. Zuender	460	9. Juni	5	.	5	Die Erkankungen kamen unter den sehr schlecht untergebrachten Arbeitern am Chausseebau vor.

3. Diphtheritis.

Namen der Ortschaften	Einwohnerzahl	Tag des Ausbruchs der Krankheit	In der Zeit vom 1. Januar bis 31. Dezember 1885 sind			Bemerkungen
			erkrankt	gestorben	genesen	
Straschin	272	11. Januar	3	2	1	
Reichenberg	366	13. Januar	1	.	1	
Hochstriess	525	20. Januar	4	4	.	
Russoczyn	201	2. Februar	1	.	1	
Lissau	117	2. Februar	1	.	1	
Stegnerwerder	207	2. Februar	1	.	1	
Fischerbabke	407	2. Februar	3	1	2	
Praust	2 369	2. Februar	3	2	1	
Bohnsackerweide	868	5. Februar	3	3	.	
Neufähr	650	5. Februar	5	3	2	
Schnakenburg	277	24. Februar	2	2	.	
Gr. Zuender	770	1. März	3	1	2	
Kleinhof	.	1. März	2	2	.	
Kahlberg und Liep	439	5. April	7	4	3	
Ohra	5 712	1. Mai	1	.	1	
Gr. Zuender	770	25. Mai	2	.	2	
Schwintsch	204	25. Mai	1	.	1	
Bösendorf	175	6. September	1	.	1	
Müggenhahl	597	7. September	1	1	.	
Gr. Zuender	770	10. September	2	1	1	
Letzkau	556	11. September	2	1	1	
Stegnerwerder	207	15. September	3	3	.	
Kl. Kleschkau	107	15. September	4	2	2	
Junkertroyl	160	20. Oktober	3	3	.	
Glabitsch	90	30. Oktober	1	1	.	
Stutthof	2 490	20. November	4	4	.	
Kaesemark	900	21. November	11	5	6	
Uhlkau	230	1. Dezember	5	.	5	
Kl. Kleschkau	107	1. Dezember	3	.	3	
Trutenau	413	9. Dezember	1	.	1	
Nickelswalde	423	15. Dezember	3	.	3	
		Summa	87	45	42	

4. Scharlach.

Namen der Ortschaften	Einwohnerzahl	Tag des Ausbruchs der Krankheit	In der Zeit vom 1. Mai bis 3. Juni 1885 sind			Bemerkungen
			erkrankt	gestorben	genesen	
Ohra	5 713	1. Mai	5	1	4	
Gr. Zuender	770	1. Mai	6	2	4	
		Summa	11	3	8	

5. Masern.

Namen der Ortschaften	Einwohnerzahl	Tag des Ausbruchs der Krankheit	In der Zeit vom 15. September bis 31. Dezember 1885 sind			Bemerkungen
			erkrankt	gestorben	genesen	
Oliva	3 840	15. September	285	17	268	
Schönfeld, Gut . . .	285	28. September	16	.	16	
Bohnsack	905	1. Oktober	?	2	?	
Troyl	359	1. Oktober	2	.	2	
Ohra	5 713	13. Oktober	193	2	191	
Landau	267	15. Oktober	37	5	32	nachweislich aus Danzig.
Weichselmünde . . .	1 700	25. Oktober	200	5	195	aus einer Pension verschleppt.
Einlage	329		81	5	76	
Schnakenburg a. W.	30		?	1	?	
Bohnsackerweide . .	132		16	2	14	
Pröbbernau	220		25	2	23	
Heubude	1 593		248	6	242	
Narmeln	221	1. November	25	2	23	
Schnakenburg	266		40	.	40	
Schiewenhorst	281		47	1	46	
Kronenhof	149		15	2	13	
Wordel	92		8	.	8	
Brentau	748		35	.	35	
Herrengrebin	161		20	.	20	
Mönchengrebin . . .	203	4. November	42	.	42	
Vorwerk Grebin . .	82		9	1	8	
Grebinerfeld	227		40	.	40	
Wonneberg	900	6. November	13	3	10	
Holm	262	13. November	11	.	11	
Emaus	1 300	19. November	44	2	42	
Käsemark	903	21. November	11	5	6	
Wotzlaff	552	1. Dezember	8	.	8	
Neufähr	1 129	1. Dezember	?	1	?	
Zankenczyn	145	1. Dezember	10	.	10	
Wossitz	378	14. Dezember	64	4	60	
Breitfelde	113	15. Dezember	14	.	14	
Schönrohr	200	15. Dezember	23	.	23	
Schönfeld, Dorf . . .	94	22. Dezember	11	1	10	
Rosenberg	530	24. Dezember	35	1	34	
Maczkau	290	29. Dezember	13	3	10	
		Summa	1 641	73	1 572	

6. Kindbettfieber.

Namen der Ortschaften	Einwohnerzahl	Tag des Ausbruchs der Krankheit	Es sind			Bemerkungen
			erkrankt	gestorben	genesen	
Zipplau	206	7. März	1	.	1	
Praust	2369	7. März	1	1	.	
		Summa	2	1	1	

7. Meningitis cerebrospinalis.

Namen der Ortschaften	Einwohnerzahl	Tag des Ausbruchs der Krankheit	In der Zeit vom 1. Februar bis 5. März 1885 sind			Bemerkungen
			erkrankt	gestorben	genesen	
Stutthof	2490		1	.	1	
Neukrügerskampe .	150		1	1	.	
Groschkenkampe . .	365	1. Februar	1	.	1	
Fischerbabke	407		1	.	1	
Pasewark	917		1	.	1	
		Summa	5	1	4	

Landkreis Elbing.

1. Diphtheritis.

Namen der Städte und Ortschaften (Standesamtsbezirke)	Einwohnerzahl	Tag des Ausbruchs der Krankheit	In der Zeit vom 1. Januar bis ult. Dezember 1885			Bemerkungen
			erkrankt	gestorben	genesen	
Tolkemit	2894			15		Ueber die Zahl der Erkrankungsfälle an Diphtheritis können keine genaue Nachrichten gegeben werden. Die ersten 7 Standesamtsbezirke gehören zur Höhe, die übrigen zur Niederung.
Neukirch-Höhe . . .	1912			11		
Doerbeck	2724			14		
Dambitzen	150			7		
Pomehrendorf	1717			6		
Neuendorf-Höhe . .	2232			19		
Spittelhof	746			1		
Oberkerbswalde . . .	2506			10		
Neuhof	2191			13		
Gr. Mausdorf	1308			3		
Einlage	1283			1		
Fürstenau	2334			4		
Jungfer	2141			4		
Zeyer	2163			3		
Grenzdorf	565			1		
		Summa		112		

2. Scharlach.

Namen der Städte und Ortschaften (Standesamtsbezirke)	Einwohnerzahl	Tag des Ausbruchs der Krankheit	In der Zeit vom 1. Januar bis ult. Dezember 1885			Bemerkungen
			erkrankt	gestorben	genesen	
Tolkemit	2 894			23		Ueber die Zahl der vorgekommenen Erkrankungsfälle können keine Zahlen angegeben werden. Die ersten 8 Standesamtsbezirke gehören der Höhe an; die übrigen gehören zur Niederung.
Neukirch-Höhe	1 912			21		
Cadinen	325			5		
Doerbeck	2 724			9		
Trunz	2 165			7		
Neuendorf-Höhe	2 232			1		
Spittelhof	746			1		
Pangritz-Colonie	2 571			2		
Ellerwald	1 937			5		
Oberkerbswalde	2 506			17		
Neuhof	2 191			12		
Gr. Mausdorf	1 308			3		
Einlage	1 283			5		
Fürstenau	2 334			11		
Zeyer	2 163			4		
Terranova	1 454			1		
		Summa		127		

3. Masern.

Neukirch-Höhe	1 912			1		Wie vor.
Doerbeck	2 724			2		
Spittelhof	749			1		
Pangritz-Colonie	2 571			1		
Neuhof	2 191			1		
Gr. Mausdorf	1 308			1		
Zeyer	2 163			3		
Terranova	1 454			1		
		Summa		11		

Stadtkreis Elbing.

1. Diphtheritis.

Namen der Städte und Ortschaften	Einwohnerzahl	Tag des Ausbruchs der Krankheit	In der Zeit vom 1. Januar bis ult. Dezember 1885			Bemerkungen.
			erkrankt	gestorben	genesen	
Elbing	38 286	1. Januar 1885	145	47	98	Die Anmeldungen durch die Aerzte von den Erkrankungen sind polizeilich streng kontrollirt worden.

2. Masern.

Elbing	38 286	25. Oktbr. 1885	286	74	212	Seitens der Aerzte sind die Erkrankungen meistens angemeldet, aber sehr viele überhaupt nicht zur Kenntniss gekommen.

Kreis Marienburg.

Nachweisung der Todesfälle an Infektions-Krankheiten.

Jahr 1885	Januar	Februar	März	April	Mai	Juni	Juli	August	September	Oktober	November	Dezember	Quartal I	Quartal II	Quartal III	Quartal IV	Insgesammt	Bemerkungen
Unterleibstyphus, Fleck-typhus, Rückfalltyphus	4	4	4	2	3	3	2	1	1	.	1	1	12	8	4	2	26	in Marienburg 11
Ruhr	1	.	.	1	.	.	1	.	.	.	.	1	1	1	1	1	4	
Diphtheritis	19	15	4	10	16	12	15	6	10	16	19	17	38	38	31	52	159	
Scharlach	3	5	3	3	8	11	7	3	2	8	5	6	11	22	12	19	64	
Masern	.	1	1	1	.	.	2	.	.	2	.	1	2	1	2	3	8	
Lungenentzündung	4	2	7	3	6	3	4	1	2	1	2	2	13	12	7	5	37	
(Brustfellentzündung)	.	.	.	1	2	1	.	1	.	.	.	.	.	4	1	.	(5)	
Tuberkulose	6	11	11	9	7	5	2	6	4	1	7	10	28	21	12	18	79	
Keuchhusten	3	2	9	1	1	2	1	5	3	1	1	2	14	4	9	4	31	in Pieckel 7
Kindbettfieber	3	3	2	3	2	1	.	1	1	1	3	1	8	6	2	5	21	in Marienburg 8
Summa	43	43	41	32	44	37	33	24	23	30	38	41	127	113	80	109	429	

Kreis Neustadt W./Pr.

Epidemische Krankheiten.

Namen der Ortschaften	Einwohner-zahl	Namen der Krankheit	Tag des Ausbruchs und Ende der Krankheit	erkrankt	gestorben	genesen	Bemerkungen
Bohlschau (Gut)	344	Scharlach und Diphtheritis	März — Mitte Juni 1885	33	4	29	
do. (Gem.)	159	do.	4. April — Mitte Juni 1885	10	2	8	
Brück (Gem.)	131	Unterleibs-Typhus	12. Dezbr. 1884 — 20. Febr. 1885	4	.	4	
Damerkau	299	Scharlach	22. Dezbr. 1884 — 14. März 1885	10	2	8	
Dembogorsch	155	Scharlach und Diphtheritis	22. Septbr. — 23. Oktbr. 1885	2	.	2	
Espenkrug	215	Diphtheritis	25. Januar — 10. Februar 1885	3	.	3	
Glashütte	144	Scharlach	15. Februar — 12. Juli 1885	26	9	17	
Hela	431	Diphtheritis	5. Januar — 7. März 1885	11	1	10	
Dzg. Heisternest	389	Typhus	Oktober 1884 — 21. März 1885	15	4	11	
Kielau	702	Diphtheritis	Juni — 1. Juli 1885	2	.	2	
Neustadt	5028	Unterleibs-Typhus	20. August — 1. Novbr. 1885	1	.	1	
Schloss Neustadt	124	Scharlach	1. Dezbr. — 7. Dezbr. 1885	2	.	2	
Kölln	852	do.	7. Dezbr. 1884 — 6. Dezbr. 1885	9	.	9	
Pierwoschin	278	Masern	23. Nov. 1885 — ult. Januar 1886	59	.	59	
Putzig	1834	Scharlach und Typhus	10. Januar — 9. Mai 1885	3	.	3	
Sagorsch	686	Masern	20. Dez. 1885 — Mitte Febr. 1886	16	.	16	
Schmechau	220	Scharlach und Diphtheritis	10. Novbr. — 12. Novbr. 1885	1	1	.	
Strellin	399	Fleck-Typhus	27. Februar — 8. März 1885	1	1	.	
Tupadel	329	do.	26. Januar — 3. März 1885	4	.	4	
Czechotzin	306	Masern	5. Dezbr. 1885 — 15. Jan. 1886	32	2	30	

6. **In Betreff der syphilitischen Krankheiten** hat sich der Stand derselben im Bezirk verhältnissmässig nicht ungünstig herausgestellt. Es ist dies der strengen Handhabung der zu Gebote stehenden gesetzlichen Massregeln zu danken; obschon letztere in mehrfacher Beziehung ergänzungsbedürftig sind. Indem die Aufmerksamkeit der Polizei-Behörde namentlich in Danzig sich insbesondere auf solche Frauenzimmer richtete, die der Prostitution in heimlicher und versteckter Weise oblagen, ist zwar die Zahl der unter sittenpolizeiliche Controle getretenen Dirnen gestiegen, die Uebertragung der syphilitischen Erkrankungen aber verhältnissmässig zurückgegangen.

Es standen im I. Quartal 1885:

1. an prostituirten Frauenspersonen unter Controle 813,
2. unter Ueberwachung wegen dringenden Verdachts der Prostitution behufs Sammlung von Material wegen eventueller Stellung unter Controle 338.

Ein Vergleich dieser Zahlen mit den entsprechenden im Jahre 1883/84 ergiebt einen Zuwachs der ad 1 bezeichneten Frauenzimmer um 176, der ad 2 genannten um 28.

In derselben Zeit ist auch die Zahl der observirten Kuppler von 169 auf 187 gestiegen. Andererseits aber ist in Folge dieses polizeilichen Vorgehens die Zahl der Kellnerinnen, welche hervorragend zur Verbreitung der Syphilis beitragen, von 300 auf circa 200 gefallen. In der Befürchtung der Stellung unter Controle wird ihnen der Aufenthalt hierselbst unbequem; sie verlassen deshalb die Stadt um vorläufig nicht wieder zurückzukehren.

Eine Abnahme der Syphilis ergiebt sich demnächst aus einer Zusammenstellung der polizeilich festgestellten und dem Lazareth überwiesenen Erkrankungsfälle unter den controlirten und den observirten Frauenspersonen.

In dem Lazareth wurden davon an Syphilis behandelt:

Zeit	Controlirte Frauenspers.	Observirte Frauenspers.	Bemerkungen
vom 1. April 1882 bis 1. April 1883 . . .	330	70	Die bei weitem grösste Mehrzahl betraf die gewöhnlicheren Frauenzimmer, welche ihr Gewerbe zumeist im Freien ohne Wahl ausüben, und deshalb in weitverzweigtem Umfange mit Männern in Verkehr kommen.
vom 1. April 1883 bis dahin 1884 . . .	297	58	
vom 1. April 1884 bis dahin 1885 . . .	191	54	

Eine derartige Abnahme begründet die Besserung des Standes der Syphilis im Allgemeinen. Wenn schon die Zahl derjenigen im hiesigen Lazareth an Syphilis Behandelten, welche nicht durch die Polizeibehörde eingeliefert worden sind, eine derartige Abnahme in den genannten Jahren nicht zeigte, so war diese Zahl im Verhältniss zu der hiesigen Bevölkerungszahl eine äusserst geringe, indem sie im Maximum bei Männern sich auf circa 0,1%, bei Frauen auf etwa 0,04% bezifferte.

In Betracht ist hierbei zu ziehen, dass eine nicht unbedeutende Zahl der Erkrankungen unter den Männern vagabondirende und obdachlose Individuen betraf, die von auswärts kamen und den Ansteckungsstoff schon an andern Orten aufgenommen hatten.

Im städt. Krankenstift zu Elbing wurden an venerischen Krankheiten behandelt:

Jahr	Männer	Frauen
1882	42	37
1883	26	32
1884	42	30
1885 I. Quartal	12	4

Auch unter den Soldaten der Garnison Danzig hat seit dem Jahre 1882 der Procentsatz von syphilitisch Erkrankten eine nicht unbedeutende Abnahme erfahren. Nach den statistischen Zusammenstellungen wurden bei der Untersuchung der Rekruten durch das hiesige Bezirks-Kommando, beziehentlich bei der Einstellung derselben bei den Truppentheilen mit venerischen Krankheiten behaftet vorgefunden:

im Jahre 1882 . . . . 10 Rekruten
„   „   1883 3   „
„   „   1884 6   „

Bei dieser Aushebung kommen überdies der Stadt- und Landkreis Danzig zusammen mit einer Gesammtbevölkerung von mehr als 200 000 Seelen in Betracht.

Aus dem Elbinger Kreise sind im Jahre 1882 keine, im Jahre 1883 1 und im Jahre 1884 auch nur 1 Rekrut mit venerischen Erkrankungen behaftet vorgefunden worden. Im Marienburger Kreise bezifferte sich die Zahl solcher Erkrankungen im Jahre 1882 auf 5, im Jahre 1883 auf 3 und im Jahre 1884 auf 2.

Beim Militärersatzgeschäft in Neustadt kamen in den letzten 4 Jahren nur 3 Fälle von Syphilis zur Cognition.

Aus dem Berenter Kreise sind bei der Musterung oder bei der Einstellung gar keine Rekruten mit Syphilis behaftet gefunden worden. Auch aus dem Carthauser Kreise wird davon Nichts erwähnt.

Der Zugang an venerischen Erkrankungen betrug in nachstehenden Garnisonen:

Garnison	Gesammtzugang an venerischen Erkrankungen in ⁰/₀₀ zur Iststärke der Garnison		
	im Rapport-Jahr 1881/82	im Rapport-Jahr 1882/83	im Rapport-Jahr 1883/84
Danzig	68.9	63.5	45.1
Elbing	69.2	63.5	58.0
Pr. Stargard	76.2	73.0	69.0

Weiter ist zu erwähnen, dass von den Soldaten in der Garnison Danzig im Lazareth an Syphilis

im Jahre 1881/1882 vom 1. April bis 1. April 6,2 % zur Kopfstärke,
„   „   1882/1883 „   1.   „   „ 1.   „ 5,9 % „   „
„   „   1883/1884 „   1.   „   „ 1.   „ 3,9 % „   „

behandelt worden sind.

Im Jahre 1883 kam zur Anzeige, dass von den Mannschaften des damals bei Zoppot stationirten Panzergeschwaders eine auffällig grosse Zahl in Folge ihres Aufenthaltes in Danzig durch syphilitische Ansteckungen erkrankt und dem Dienste entzogen worden sei. Die näheren Untersuchungen hatten bei 15 Mann der Besatzung Tripperaffektionen konstatirt. Gleichzeitig waren 7 Mädchen namhaft gemacht worden, durch welche die Ansteckung erfolgt sei. Die daraufhin von der Polizei veranlassten Feststellungen ergaben, dass 6 von den Bezeichneten, übrigens sittenpolizeilich kontrolirten Frauenspersonen bis dahin regelmässig zur ärztlichen Untersuchung erschienen und 4 von diesen auch stets gesund befunden; 2 dagegen kurz vor Eingang der oben erwähnten Mittheilung als geschlechtskrank dem hiesigen Lazareth überwiesen waren. Das 7te dieser Mädchen hatte sich schon längere Zeit heimlich der Untersuchung entzogen, war demnach Ende August verhaftet und bei der ärztlichen Untersuchung gleichfalls geschlechtlich krank befunden worden.

Es ist zweifellos, dass eher syphilitische Ansteckungen als Tripperansteckungen durch Kontrole der prostituirten Dirnen verhütet werden können.

Nicht jeder Ausfluss der Frauenzimmer ist als virulenter zu betrachten. Es muss dahin gestellt bleiben, ob nicht auch durch exzessive Ausführung des Coitus tripperähnliche Affektionen herbeigeführt werden. Nicht endgültig festgestellt war bei den in Rede stehenden Fällen, ob die bezeichneten Frauenzimmer die Infektion vermittelt hatten. Zur Zeit des Dominikmarkts, in welcher diese Ansteckungen vorkamen, treffen erfahrungsgemäss sehr viele liederliche Frauenzimmer von anderen Orten in Danzig ein, die sich der polizeilichen Kontrole in der Regel ganz zu entziehen wissen. Letzteres führte denn auch zu einer Verschärfung der sittenpolizeilichen Kontrole. Eine Vermehrung von Polizeikräften der Stadt Danzig schien dabei geboten. In dem Entwurf zum Staatshaushaltsetat wurden darauf 10 neue Schutzmannsstellen, wenn auch nicht aus jenem Grunde allein, aufgenommen. Ingleichen wurde eine Vermehrung der ärztlichen Kräfte zur Bewältigung der zahlreichen Untersuchungen prostituirter und verdächtiger Frauenzimmer in Anregung gebracht. Dem Vorschlage, dass gewisse nicht der niedrigeren Sphäre angehörige prostituirte Frauenspersonen sich auf eigene Kosten in ihrer Behausung ärztlich untersuchen lassen dürfen, wurde nicht beigetreten. Nicht, dass an sich eine solche private Untersuchung dem Zweck der Untersuchung selbst zuwiderliefe; es wird das Anstössige vielmehr darin liegen, dass die öffentliche Behörde für eine nicht im Interesse der Prostituirten, sondern im öffentlichen Interesse eingerichtete Massregel Bezahlung nimmt, zu welcher die Mittel wohl in den meisten Fällen aus dem schimpflichen Gewerbe der Prostituirten fliessen werde. Dass ein derartiges Verhältniss einer öffentlichen Behörde unwürdig ist, wird nicht in Abrede gestellt und diesem Gesichtspunkt gegenüber die Rücksicht auf die Steuerzahler nicht füglich angerufen werden können.

Gegenüber den als Prostituirte bekannten Frauenspersonen reichen die schon gegenwärtig zulässigen Massregeln der polizeilichen Kontrole der regelmässigen ärztlichen Untersuchung und der Beschränkung ihres Verhaltens in der Oeffentlichkeit allenfalls aus, um der Verbreitung syphilitischer Krankheiten zu begegnen. Diese Massregeln werden in den grösseren Städten, welche die Hauptheerde der gewerbsmässigen Unzucht und der geschlechtlichen Erkrankungen bilden, im Allgemeinen mit Sorgfalt und Energie in Anwendung gebracht.

Weit schwieriger und in vielen Fällen unmöglich ist es, die heimliche Prostitution als solche zu erkennen und dagegen einzuschreiten. Selbst der schärfsten Ueberwachung der öffentlichen Lokale und Lustbarkeiten werden sich zahlreiche Fälle entziehen, zumal in den grossen Städten die gewerbsmässige Unzucht sich keineswegs auf öffentliche Lokalitäten beschränkt und in kleinen Städten die besonders gefährliche Klasse der gelegentlich zureisenden und bald wieder verschwindenden Dirnen der polizeilichen Kontrole unüberwindliche Hindernisse entgegenzustellen vermag. Indem die Strafbestimmung des § 361 No. 6 der Strafprozessordnung die Befugniss den Polizeibehörden unterstellt, liederliche Frauenzimmer einer polizeilichen Aufsicht zu unterwerfen, setzt sie auch voraus, dass diesen Behörden rechtlich die Möglichkeit gewährt sei, diese Befugniss in den einzelnen Fällen auszuüben. Dazu gehört aber nothwendig, dass ihnen auch das Recht zugestanden wird, solche polizeilich noch nicht kontrolirte Dirnen, welche der gewerbsmässigen Unzucht verdächtig sind, insbesondere also auch solche, welche unter verdächtigen Umständen im Verkehr mit Absteigequartieren von Polizeibeamten betroffen werden, zur Polizeiwache sistiren zu lassen, um dort die betreffenden Verhältnisse zu untersuchen, um darnach prüfen zu können, ob Grund vorliegt, diese Personen unter Aufsicht der Sittenpolizei zu stellen.

Diese gesetzliche Befugniss der Polizeibehörden folgt schon aus der allgemeinen Vorschrift des Allgemeinen Landrechts II. 17 § 10. Dies wird auch durch § 6 des Gesetzes vom 12. Februar 1850 bestätigt.

Wenn demnach die Polizeibehörden eine solche Sistirung von den der Prostitution verdächtigen Dirnen in einer generellen Instruktion für die Schutzleute anordnen und die Unterbeamten im einzelnen Falle dieser Instruktion Folge leisten, so haben sie sich beiderseits innerhalb ihrer Amtsbefugnisse beziehentlich Pflichten gehalten, sofern dabei die gesetzlichen Vorschriften über die Unverletzlichkeit der Wohnungen gewahrt sind. Eine solche Sistirung zur Polizei ist weder eine Verhaftung im Sinne des § 122 ff. Strafprozessordnung, noch eine vorläufige Festnahme im Sinne der §§ 127—129 a. a. O. (vergl. Erkenntniss des Reichsgerichts vom 11. Januar 1881 Band III. Seite 186 ff.). Bezüglich des Betretens resp. Durchsuchens der Wohnungen muss der Verdacht der Kuppelei vorliegen.

Im Uebrigen lässt sich die Feststellung unter dem Schutze der §§ 102 ff. der Strafprozessordnung wohl ausführen. Auch gehört zum Thatbestand des strafbaren Vorschubleistens der Unzucht durch Vermittelung der Gelegenheit nicht nothwendig ein die Unzucht ermöglichendes Verhalten, ebensowenig die Thatsache, dass es zum wirklichen Betriebe von Unzucht gekommen ist. Es genügt schon ein die Unzucht förderndes und erleichterndes Handeln, welches in der Form der Gewährung oder Verschaffung von Gelegenheit zur Unzucht, oder in der Vermittelung desselben sich zeigt. — Vergl. Erkenntniss des Reichsgerichts vom 17. Oktober 1884 Band XI.

In Betreff derjenigen unter sittenpolizeilicher Kontrole stehenden prostituirten Dirnen, welche von ihrem Wohnorte über die Grenze hinaus nach anderen Orten Besuchsreisen unternehmen, ist wegen der Ausübung ihres Gewerbes an letzteren Orten keineswegs Straflosigkeit wie an ihrem Wohnorte zu folgern. Regel ist die Strafbarkeit der gewerbsmässigen Unzucht einer Frauensperson; ausnahmsweise ist ihr Betrieb straflos, wenn die Frauensperson sich der polizeilichen Aufsicht unterstellt und den in dieser Hinsicht zur Sicherung der Gesundheit, der öffentlichen Ordnung und des öffentlichen Anstandes erlassenen Vorschriften nicht zuwiderhandelt. Die Anordnung der Polizeiaufsicht enthält die Erklärung der anordnenden Polizeibehörde, unter den von ihr gestellten Bedingungen den gewerbsmässigen Betrieb der Unzucht dulden zu wollen. Eine solche Erklärung und Anordnung kann aber nicht über den Zuständigkeitsbezirk der anordnenden Polizeibehörde hinaus wirken. Die in einem Polizeibezirke in Folge der Unterstellung unter die Polizeiaufsicht daselbst straffreie Frauensperson ist ausserhalb dieses Bezirks nicht unter Polizeiaufsicht gestellt und deswegen wegen des gewerbsmässigen Betreibens der Unzucht straffällig. (Vergl. Erkenntniss des Reichsgerichts vom 9. März 1884 Band XI Seite 280.)

Immerhin bleibt doch noch — wie auch durch diesseitige Beobachtungen sich gezeigt hat — eine nicht zu unterschätzende Ansteckungsgefahr, welche in dem gelegentlichen, nicht gewerbsmässigen Preisgeben von weiblichem Gesinde, von Fabrik- und landwirthschaftlichen Arbeiterinnen, beispielsweise von den zum Rübenbau von auswärts zuziehenden, welche ferner in der Verschleppung venerischer Krankheiten durch fremde männliche Arbeiter, durch Verführer und obdachlos umherziehende Personen liegt. Unter diesen Umständen wird mit den Mitteln der polizeilichen Prävention und der richterlichen Repression sich immerhin nur ein beschränkter Erfolg erreichen lassen. Um diesen Erfolg mehr als bisher zu sichern, erscheint eine Erweiterung der polizeilichen Befugnisse unter Umständen geboten, sowie ferner eine Verschärfung der in den §§ 65 und 69 des Regulativs vom 8. August 1835 den Aerzten obliegenden Anzeigepflicht geboten. Wenn die Anzeige nur dann zu machen ist, sobald nach dem Ermessen des Arztes von der Verschweigung der Krankheit nachtheilige Folgen für den Kranken selbst oder für das Gemeinwesen zu befürchten sind, so wird es nicht an Fällen fehlen, in denen nach ärztlichem Ermessen die Voraussetzungen zur Anzeige nicht vorliegen. Darauf beruht es aber, dass die notorisch sehr häufigen Unterlassungsfälle niemals zur Anzeige gebracht werden. Der Polizei grössere Befugnisse einzuräumen und die den Aerzten obliegende Anzeigepflicht zu verschärfen, stösst indess auf mannigfache Schwierigkeiten. In ersterer Beziehung muss auf den leicht dabei zu begehenden Missbrauch, in letzterer Beziehung auf die Kollision verwiesen werden, in welche Aerzte mit dem § 300 des Strafgesetzbuchs gerathen können.

Hygieine.

1. Die Wohnstätten.

Das römische Recht (1. 12. und 1. 13. C.) de aedificiis beschränkte den Bauenden nur, wenn er in einer Stadt baute, und nur durch bestimmte objektive Vorschriften, während das Landrecht, dessen baupolizeiliche Bestimmungen (§§ 65—73 Theil I Titel 8) im Wesentlichen auf einer Verordnung des Königs Friedrich Wilhelm I. vom 26. September 1720 beruhen, jedem Bauenden, auch den auf dem Lande, durch das subjektive Ermessen der Obrigkeit beschränkt. Genau wie in der Verordnung vom Jahre 1720, so ist auch jetzt in einzelnen Baupolizeiordnungen fast bloss auf Feuersicherheit und demnächst auf die äussere Schönheit der Häuser Rücksicht genommen worden. Auf die grosse Bedeutung, welche der Bau der Wohnungen, namentlich das Vorhandensein von Luft und Licht in den Wohnungen, auf die Gesundheit der Bewohner hat, ist erst in neuester Zeit die Aufmerksamkeit gerichtet, und in Baupolizeiverordnungen zum Ausdruck gebracht worden.

Auch die Danziger Baupolizeiverordnung vom 7. November 1881, sowie die Elbinger Baupolizeiverordnung haben diesem Gesichtspunkt Rechnung getragen. Die Danziger Baupolizeiverordnung regelt unter andern die Höhe der Häuser bei Neubauten. Bei einer Strassenbreite von 8 m darf die Höhe der Häuser nicht über 11 m hinausgehen, bei 8—13 m Strassenbreite dürfen in der Höhe 13 m nicht überschritten werden; bei noch breiteren Strassen darf höchstens in Strassenbreite hoch gebaut werden. Die Höhe der Zimmer ist auf mindestens 3 m bestimmt, die Beseitigung der Ofenklappen in denselben angeordnet. Mustergültig für kleinere Wohnungen sind die in den letzten Jahren neu erbauten Häuser der Abeggstiftung, des St. Jacobshospitals und des Heiligen Geist-Hospitals zu erachten. Die Zahl der Wohnhäuser ist seit der letzten Volkszählung im Jahre 1880 von 5624 auf 5985 gestiegen; ingleichen hat die Zahl der Haushaltungen von 23 154 sich auf 25 117 vermehrt. Aehnliche derartige Häuser sind auch in Elbing für die dort zahlreich vorhandenen Fabrikarbeiter errichtet worden. Vor dem Beziehen neuerbauter Häuser verlangt die Polizeiverwaltung in Elbing vom Physikus eine Bescheinigung, dass vom sanitätspolizeilichen Standpunkt gegen das Bewohnen derselben Nichts einzuwenden sei.

Wiewohl im Grossen und Ganzen auch auf dem Lande die Wohnstätten gegen früher sich gebessert haben, finden sich im Einzelnen doch öfters noch Räume von sehr mangelhafter Beschaffenheit und Einrichtung.

Beispiellos ist bisweilen der mephitische Geruch in den Wohnungen der ärmeren Bevölkerung, dessen Ursache in der Anhäufung zersetzungsfähigen Unraths neben der Ueberfüllung der Räume durch die Zahl der Bewohner zu suchen ist. Selbst die grosse Ventilationsöffnung des offenen Kaminherdes vermag hierin nicht Abhilfe zu schaffen.

Ueber die im diesseitigen Bezirk allein in Danzig bestehende Kanalisation ist schon früher eingehend berichtet worden. Sie hat sich in den 15 Jahren ihres Bestehens vortrefflich bewährt. Sie dient nicht nur der sofortigen Entfernung der Abwässer exkrementieller Unreinigkeiten, sondern wirkt zugleich drainirend und reinigend für den Untergrund. Auch regulirt sie den Stand des Grundwassers und beschränkt die sonst so häufigen Schwankungen desselben. In den übrigen Städten des Bezirks ist das Abfuhrsystem eingeführt. Auf dem Lande lässt nicht selten die öffentliche Reinlichkeit viel zu wünschen übrig. Hervorragend störend wirken in dieser Hinsicht die Abgänge aus den im diesseitigen Bezirk vorhandenen 11 Zuckerfabriken, von denen 3 auf den Danziger Landkreis (Praust, Sobbowitz, Gross-Zünder) 5 auf den Marienburger Kreis (Sandhof, Altfelde, Neuteich, Tiegenhof, Liessau), 3 auf den Pr. Stargarder Kreis (Dirschau [2] und Pelplin) entfallen. In Betreff dieser Abgänge sind fast bei keiner einzigen der vorgenannten Fabriken Klagen ausgeblieben. Besonders stark hervorgetreten sind solche über die Fabriken in Praust, Gross-Zünder, Altfelde und Neuteich. Die Frage über die unschädliche Beseitigung der Abwässer aus diesen Fabriken ist von eminenter Wichtigkeit, leider bis diesen Augenblick noch nicht in befriedigender Weise gelöst. Sie fällt in mehr als einer Beziehung mit der Frage der Städtereinigung zusammen und hat zunächst das Gemeinsame mit der letzteren, dass das Quantum des täglichen Abflusswassers aus einer einzigen Fabrik dem einer Stadt mit 20000 Einwohnern entspricht. Auf die gleiche Menge darin enthaltener organischer Stoffe berechnet, würde die Zahl noch höher ausfallen; es entsprechen alsdann die Abflusswässer einer solchen Fabrik einer Stadt von 40—50000 Einwohnern.

Die erhobenen Beschwerden bezogen sich insbesondere auf die Verunreinigung von Gewässer- und Flussläufen, in welche die Abwässer der Fabriken gelangten. Ausser üblen Ausdünstungen wurde dabei das Absterben der Fische wahrgenommen. Namentlich fand letzteres durch die Abwässer der Altfelder und der Neuteicher Fabrik in dem Fischaufluss und in der Schwente statt. Die Fische kommen dabei wie betäubt an die Oberfläche des Wassers und können mit den Händen oder auf sonstige einfache Weise gefangen werden. Die chemische Analyse von Abwässern aus der Altfelder-Fabrik, und zwar:

1. von Wasser, das soeben die Fabrik verlassen hatte;
2. von Wasser aus den in der Feldmark Altfelde, etwa $3^1/_2$ km von der Fabrik entfernt liegenden Kühlteichen;
3. von Wasser aus den später in die Fischau mündenden sogenannten Werderschen Mühlen-Graben, in welchem das Fabrikwasser hineinfliesst nach dem es kurz zuvor die Kühlteiche verlassen hat,

gelangte zu dem Resultate, dass die Abgänge dieser Fabrik der Fischzucht in der Fischau keinen Schaden zufügen. Das stand jedoch mit den Thatsachen durchaus in Widerspruch. Es musste erkannt werden, dass die einfachen Klärbassins, selbst wenn sie, wie in der Altfelder Zuckerfabrik, mit einem Kostenaufwande von 11000 Mark hergestellt wurden, den Zweck einer genügenden Reinigung der Abwässer nicht erreichen lassen und dass das nach der bisherigen Annahme vorzugsweise für schädlich erachtete Knochenkohlenwaschwasser in getrennte Bassins zu leiten und in denselben einem besonderen Reinigungsverfahren zu unterziehen. Dies geschah auch bald darauf in den Fabriken Altfelde, Neuteich und Tiegenhof. Das in besondere Bassins geleitete Knochenkohlenwaschwasser erhielt einen Zusatz von Kalk, der jedoch anfänglich unzulänglich bemessen war. Von sachverständiger Seite wurde hervorgehoben, dass, wenn ein derartiger Zusatz überhaupt etwas nützen sollte, derselbe in grösserer Menge in Form von Kalkmilch unter Umrühren mit dem Wasser innig gemischt werde, und dem Gemenge Zeit gelassen werde, damit sich die gebildeten Niederschläge senken konnten und dann erst das auf diesem Wege geklärte Wasser der übrigen Abwässer (die in besonderen Bassins einfach geklärten Rübenwaschwasser, Kondensations und Diffusionswässer) abgelassen werde.

Eine Untersuchung des Wassers aus demjenigen Flusslauf, welcher das Abflusswasser, nachdem es durch Kühlteiche und etwa 7 km lange Gräben geflossen war, ergab eine Temperatur von 10° R., während die Lufttemperatur 12° R. betrug. Dabei spielten in dem Wasser eine Schaar junger Fische anscheinend gesund umher. Für Geruch und Geschmack war das Wasser entschieden rübenhaltig. In dem geschilderten Verfahren konnte jedoch wieder nur ein Beitrag zu grösserer Reinigung und Unschädlichmachung des Abflusswassers erkannt, nicht aber das Ziel der Bestrebungen erreicht gefunden werden. Mehrere Fabriken zogen deswegen die Benutzung der Abwässer zur Berieselung in Erwägung, weil zweifellos unter günstigen Bodenverhältnissen und bei einer zweckmässigen Ausführung der Berieselung sanitäre Bedenken nicht laut werden können und auf diese Weise alsdann die Abflusswässer den Fabrikanten nicht mehr zur Schädigung sondern nur zum Gewinn gereichen werden. Die Fabriken Altfelde, Neuteich und Tiegenhof traten deshalb mit dem Kulturingenieur Elsaesser in Magdeburg in Verbindung, der durch seinen Techniker Loewe die einschlägigen Verhältnisse an Ort und Stelle prüfen liess. Die Einführung des Elsaesser'schen Verfahrens wurde für die Fabriken Neuteich und Altfelde ausführbar, für die Fabrik in Tiegenhof jedoch nicht rathsam gefunden. Die Kosten der Ausführung wurden für jede der beiden genannten Fabriken auf 60 000 Mark vorläufig normirt, selbst wenn nur die Reinigung der Knochen- und Schnitzelwässer bewirkt werde und dabei eine geringere Bodenfläche beansprucht würde! Die Ausführung ist unterblieben. Dagegen griff zu dem Elsaesser'schen Verfahren die Zuckerfabrik in Praust. Die früher laut gewordenen Klagen über die schädliche Wirkung der Abflusswässer sind nicht wieder lautbar geworden. Auch die Abflusswässer aus der Sobbowitzer Zuckerfabrik werden zur Berieselung verwendet.

Andere Verfahrungsweisen, wie sie in letzter Zeit häufig empfohlen, sind nicht den Fabriken obligatorisch zur Reinigung der Abwässer auferlegt worden, weil erst noch weitere Erfahrungen darüber abzuwarten sind.

Auf Grund eines von der Königlichen technischen Deputation für Gewerbe abgegebenen Gutachtens haben die Minister für Handel und Gewerbe, des Innern und für Landwirthschaft etc. sich unter dem 27. Oktober 1886 dahin ausgesprochen, dass zwar keine der geprüften Reinigungsmethoden, namentlich auch nicht das nach dem Civilingenieur Elsaesser benannte Aufstau- und Berieselungsverfahren, welches in einem Falle (bei Anwendung in der Zuckerfabrik Boitin bei Bitterfeld) nach übereinstimmender Ansicht der Kommission, der von dieser zugezogenen Experten und der technischen Deputation für Gewerbe ganz ausserordentlich günstige Erfolge aufzuweisen hatte, derartig sei, um von Amtswegen ausschliesslich empfohlen zu werden, dass es vielmehr den einzelnen Fabriken auch jetzt noch überlassen bleiben muss, selbst darüber zu befinden, welches Verfahren sie zur Reinigung ihrer Abwässer anwenden wollen, und dass die Thätigkeit der Behörde sich darauf zu erstrecken haben werde, unter thunlichster Schonung des Fabrikationsbetriebs eine den öffentlichen Interessen genügende Reinigung der zum Abfluss gelangenden Wässer zu fordern, wie sie durch verschiedene der untersuchten Methoden erzielt werden können. Von letzteren kommen in Betracht:

1. Das Verfahren der Firma F. A. Robert Müller & Co. (Patent Rahusen): „Die mechanische Reinigung ist eine befriedigende; die chemische ist nur von einem gewissen und begrenzten Erfolg begleitet... Die Einleitung der gereinigten Wässer erscheint nur bei grösserer Verdünnung in raschfliessenden Tageläufen unbedenklich.

2. Das Verfahren des Dr. Oppermann in Bernburg: Die in verschiedenen Modifikationen beobachtete Anwendung von schwefelsaurer Magnesia, Thonerde, Silikate, Chlormagnesium, Kieserit, Kalk, Eisenoxyde erzielt einen, dem unter 1 geschilderten gleichen Effekt.

3. Das Rockner'sche Verfahren in der Ausführung von Rothe in Bernburg ist sehr geeignet eine schnelle und befriedigende Reinigung zu erzielen. Bezüglich der chemischen Reinigung durch Anwendung von schwefelsaurer Magnesia und Kalk steht das Verfahren auf gleicher Höhe mit 1 und 2.

4. Die Reinigung durch Anwendung von Kalk, sei es mit Zuhilfenahme von Manganlauge und unter Erhitzen des Wassers nach Knauer, sei es ohne jeden weiteren Zusatz und bei gewöhnlicher Temperatur nach den Vorschlägen von Cohn und Fleischdraeger steht bezüglich des chemischen Reinigungseffekts hinter den vorhergenannten Verfahren zurück. Namentlich ist die Haltbarkeit der so gereinigten Abwässer eine mangelhafte.

Das rationell eingerichtete und unterhaltene Elsaesser'sche Aufstau- und Berieselungsverfahren bietet die meisten Garantien für die Reinigung und Unschädlichmachung der Abwässer und verdient den Vorzug vor jedem der bisher bekannten chemischen Niederschlagsverfahren. Bei geeigneter Bodenbeschaffenheit ausreichendem Flächenraum und sorgsamer Intakthaltung der nach dem Elsaesser'schen Systeme hergerichteten Rieselwiesen wird das Wasser bis zu dem Grade gereinigt, der seine Einleitung auch in die kleinsten Bachläufe und seine Verwendung gleich anderm Bachwasser gestattet. Im einzelnen Fall hat das System den Voraussetzungen nicht entsprochen. Als Grund dafür ergab sich Unzulänglichkeit der Rieselanlage. So hat sich auch die Bodenbeschaffenheit im diesseitigen Kreise Marienburg als ungeeignet für die Berieselung, sowie der in den Centren der Zuckerfabrik erforderliche Flächenraum nicht ausreichend finden lassen.

Rücksichtlich der Wohnstätten ist noch einer Einrichtung zu gedenken, die in den letzten Jahren unbestreitbare Vortheile für die öffentliche Gesundheit herbeigeführt hat. Es sind die Naturalverpflegungsstationen die namentlich auf dem Lande und in den kleinen Städten hergestellt und armen arbeitslosen, mit Legitimationspapieren versehenen Reisenden Quartier und Verpflegung gegen geringe Arbeitsleistung gewähren. Die Zahl der Aufnahmen ist nicht unbeträchtlich gewesen, wie beispielsweise die Stadt Dirschau in der Zeit vom 1. November 1884 bis 1. März 1885 1174 solcher Aufnahmen nachweist.

Die sogenannten Schläferherbergen (Herbergen) sind zahlreich vorhanden. Auch das Einliegerwesen kommt wesentlich in Betracht. Im Stadtbezirk Danzig sind 12 solcher Herbergen angezeigt. Sie unterlagen der polizeilichen Kontrole nach Massgabe der vom Deutschen Verein für öffentliche Gesundheitspflege empfohlenen Grundsätze:

1. In einer Herberge (Schläferherberge) dürfen Personen verschiedenen Geschlechts nicht aufgenommen werden, oder wenigstens nur bei strenger Trennung der für Männer und für Frauen bestimmten Räume.

2. Es ist nicht zu gestatten, andere als die angemeldeten Räumlichkeiten zur Aufnahme von Schlafgästen zu benutzen.

3. In jedem Schlafraume dürfen nur soviel Personen untergebracht werden, als auf den Kopf der Schlafgäste mindestens 3 qm Bodenraum und 9—10 cbm Luftraum kommen.

Die Zahl der nach diesem Massstabe für den einzelnen Raum gestatteten Anzahl von Schlafgästen ist an der Eingangsthüre desselben mit deutlicher Schrift zu vermerken.

4. Für jeden Schlafgast muss eine besondere Schlafstätte bereit sein, mindestens aus einem Strohsack und einer wollenen Decke bestehen.

Monatlich sind die Inlets der Säcke wie der Decken zu waschen, das Stroh der Säcke monatlich zu erneuern.

5. Die Schläferherbergen müssen mit dem erforderlichen Trink- und Waschwasser sowie jeder Schlafraum mit erforderlichem Waschgeräth versehen sein.

6. Die Fenster der Schlafräume sind (bei günstiger Jahreszeit) täglich Vor- und Nachmittags offen zu halten.

7. Sämmtliche Räume müssen rein gehalten werden und
 a) die Fussböden täglich ausgekehrt und an einem Tage der Woche mindestens Fluren, Treppen, Aborte und Klosets gescheuert werden;
 b) die Wände und Zimmerdecke 2 Mal im Jahre im Frühjahr und Herbste getüncht oder, wenn mit Oelfarbe gestrichen, gründlich abgewaschen werden.

8. Die Herbergswirthe sind verpflichtet, jeden Fall von ansteckender Krankheit oder ernster Erkrankung sofort der Polizeibehörde (dem Polizeirevier-Vorstande) anzuzeigen und die Evakuirung der Kranken nach dem Krankenhause und die erforderliche Desinfektion nach polizeilicher Vorschrift zu veranlassen.

In Betreff des Einliegerwesens in Familienwohnungen würde das oben ad 3 bestimmte Verhältniss von 3 qm Bodenraum und 9—10 cbm Luftraum pro Person mit der Massgabe im Auge zu behalten sein, dass zunächst die Mitglieder der Familie, sodann die Kinder derselben, je nach dem Alter zu 2 bis 3 auf je 1 Person in Rechnung zu stellen wären, während in 2. Linie sodann die Miteinwohner oder Einlieger zuzurechnen und letztere beim Mindermass des Boden- und Luftraums, also bei Ueberfüllung zunächst zu evakuiren sein würde.

Ein Asyl für Obdachlose oder eine sogenannte Natural-Verpflegungsstation fehlt hier im Bereiche des Stadtkreises Danzig.

Das städtische Arbeitshaus kann nur eine sehr beschränkte Zahl von Obdachlosen aufnehmen.

Der grösste Theil derselben wird daher dem hiesigen Polizeigefängnisse zugeführt. — Nachweislich haben im Jahre 1885 und zwar:

im Januar 799 Obdachlose, im Mai 291 Obdachlose, im September 235 Obdachlose,
„ Februar 577 „ „ Juni 134 „ „ Oktober 351 „
„ März 535 „ „ Juli 125 „ „ November 672 „
„ April 412 „ „ August 158 „ „ Dezember 724 „

in Summa 5013 Obdachlose (gegen 5713 im Jahre 1884) im Polizeigefängnisse (Ankerschmiedethurm) Aufnahme gefunden.

In der Herberge zur Heimath im Elbinger Stadtkreise wurden im Jahre 1885
 im 1. Quartal 485 Personen
 „ 2. „ 575 „
 „ 3. „ 528 „
 „ 4. „ 657 „
plazirt.

Im sogenannten weissen Thurm, welcher als Asylhaus benutzt wird, wurden während des Jahres 1885 88 Personen für eine Nacht beherbergt, während 63 obdachlose Personen auf längere Zeit darin Aufenthalt fanden.

Bezüglich der sogenannten Massenwohnungen ist noch zu erwähnen, dass die Zuckerfabrik in Sobbowitz, ähnlich der in Gross-Zünder, eine Arbeiterkaserne für Männer in dem Umfange gebaut hat, dass 8 grosse Zimmer für 8—10 Personen belegt werden können. Diese Zimmer sind 7 m lang, 4 m hoch und 6 m breit. Sie bieten also über 16 cbm Luftraum für den Kopf, und sind mit eisernen Bettstellen, guten Matratzen und Decken versehen. Die Aborte befinden sich ausserhalb des Hauses; ihr Inhalt wird in den Kanal geführt, der die Abwässer der Fabrik auf die Rieselanlagen leitet. Für leichtere Krankheitsfälle ist ein besonderes Zimmer vorhanden; schwere Fälle werden ohne Verzug in die Danziger Krankenhäuser gebracht.

2. Die Trinkwasserfrage.

Das Trinkwasser in der Stadt Danzig und drei Vorstädten wird aus 2 Wasserleitungen entnommen. Die ältere, grössere ist die Prangenauer Wasserleitung; die erst später 1878, vorzugsweise für die Vorstädte Langfuhr und Neufahrwasser hergestellte ist die Pelonker Wasserleitung. Da die Prangenauer Sammelstube 110 m, das Ohraer Hochreservoir ca. 50 m über dem mittleren Wasserstande der Ostsee gelegen ist, so erfolgt die gesammte Zuleitung für die Stadt Danzig und im Anschluss daran für die Vorstadt Schidlitz mittelst natürlichen Höhendrucks und kann die Häuser bis in die höchsten Etagen mit Wasser versorgen. Die Qualität des Wassers ist eine vorzüglich reine und gute. Die chemische Analyse bestimmt in 100 000 Theilen Wasser:

Kalkerde	12,10	Theile,
Magnesia	0,90	„
Natron	2,11	„
Kali	0,38	„
Eisenoxyd	0,35	„
Schwefelsäure	2,50	„
Chlor	1,72	„
Phosphorsäure	0,03	„
Kieselsäure	0,74	„
Thonerde	0,09	„
Kohlensäure	9,91	„ ausserdem 10,8 Theile halbgebunden und frei,
Organische Substanzen	0,47	„
in Summa	31,30	Theile
	0,39	„ davon ab für die dem Chlor äquivalente Mengen Sauerstoff.
	30,91	Theile festen Rückstand.

Das Quantum dieses zugeleiteten Wassers beziffert sich auf nahezu 10 000 cbm, so dass auf den Kopf pro Tag 119—166 Liter Wasser kommen. Die Temperatur des Wassers bietet nur geringe Schwankungen.

Das Pelonker Leitungswasser enthält in 100 000 Theilen:

37,10 feste bei 110° nicht flüchtige Substanzen,
4,50 beim Glühen flüchtige organische Substanzen,
1,10 Kieselsäure,
4,37 Schwefelsäure,
0,88 Chlor,
0,30 Eisenoxyd und Thonerde,
13,75 Kalk,
0,57 Magnesia,
5,55 Alkalien (Kali, Natron als schwefelige Salze).

Die angestellten Ermittelungen über das bakteriologische Verhalten von solchen Wässern, die als verhältnissmässig rein und der Gesundheit zuträglich bekannt sind, haben für das Wasser der hiesigen Prangenauer Wasserleitung ergeben, dass unter 4 Prüfungen das Wasser dreimal ganz keimfrei und nur einmal mit je einem entwickelungsfähigen Keime von Bakterien und Schimmelpilzen verunreinigt war.

Das Wasser für die Analyse war dem ersten Wasserständer in Langfuhr entnommen. Obwohl das zugeführte Wasserquantum der Prangenauer Leitung als ein sehr reichliches angesehen werden muss, so ist die städtische Verwaltung doch genöthigt, zur Nachtzeit eine Druckreduktion, beziehungsweise Absperrung eintreten zu lassen.

Der Grund wird in grosser Wasservergeudung gefunden. Diese Vergeudung zerfällt in eine direkte durch Offenlassen der Zapf- und Spülhähne und in eine indirekte durch Fortgiessen von noch brauchbarem Wasser. Es sei z. B. üblich, um im Sommer ein Glas recht kühlen Wassers zu erhalten, das Wasser erst eine Zeitlang laufen zu lassen, statt das ablaufende Wasser in einem Eimer aufzufangen und zu wirthschaftlichen Zwecken zu verwenden. Ebenso macht man es mit abgestandenem Wasser, welches, wenn auch nicht zum Trinken, so doch noch zu andern Zwecken zu verwerthen sei. Durch das Kühlen von Bier etc., das Bestehenlassen von Leitungsschäden, das Spülen der Klosets u. s. w. werde ebenfalls sehr viel Wasser direkt oder indirekt vergeudet. Was das Mass der Vergeudung anbetrifft, so haben Messungen und Berechnungen folgende Resultate ergeben: Der denkbar dünnste Wasserstrahl, welcher der Wasserleitung entströmt, absorbirt in 10 Minuten 1 L Wasser, in 60 Minuten 6 L und in 24 Stunden 144 L; einem offen gelassenen Zapfhahn entfliessen in einer Minute 10 L, in 60 Minuten 600 L und in 24 Stunden 14 400 L; einer offen gelassenen Klosetspülung entströmen in 1 Minute 15—17 L, in 60 Minuten 1000 L und in 24 Stunden 24 000 L Wasser. In Danzig sind vorhanden 15 369 Klosetspülungen, 158 Tragklosets, 171 allgemeine Ausgüsse, 17 416 Zapfhähne, 748 Wasserständer, 411 Pissoirs, 468 Badeeinrichtungen, 17 Fontänen und 31 Feuerhähne, in Summa 34 789 Wasserentnahmestellen. Das der Stadt in 24 Stunden zugeführte Wasserquantum beträgt rund 10 000 cbm = 10 000 000 L oder in der Minute 7000 L. Es genügen daher 70 000 dünnste Wasserstrahlen, welche der Leitung entlaufen, oder 700 offene Zapfhähne oder 466 offene Klosetspülungen in 24 Stunden bereits dazu, um das gesammte in dieser Zeit der Stadt zuströmende Wasserquantum zu verbrauchen oder bei Annahme von 125 L pro Kopf in 24 Stunden genügt also ein der Wasserleitung entströmender dünnster Wasserstrahl mehr Wasser zu verbrauchen, als auf 1 Kopf der Bevölkerung entfällt; ein offener Zapfhahn entzieht schon 115 Personen und 1 offen gelassenes Kloset 192 Personen das auf sie entfallende Wasserquantum. Thatsächlich sind von 2 Revisoren im Durchschnitt pro Tag 8 offen gelassene Zapfhähne ermittelt worden. Diese Kontrole ist ungenügend, um das wahre Verhältniss darzustellen; es sind Fälle ermittelt worden, wo der Wasserverlust durch Vergeudung aus Schäden 99 %, also das Hundertfache des wirklichen normalen Verbrauchs betrug. Oeffentliche Ermahnungen nach dieser Richtung hin sind bisher indess nur von kurzem Erfolg gewesen. Es ist daher auf die Anbringung von Wassermessern Bedacht genommen, die zwar nicht die Vergeudung hindern, aber wenigstens das Mass derselben doch feststellen. Es fallen hierbei jedoch die grossen Kosten ins Gewicht, welche der Kommune und den Bürgern durch die obligatorische Einführung der Wassermesser erwachsen. Vorläufig ist die Aufstellung des Wassermessers nur für solche Gebäude beschränkt geblieben, wo das Wasser zu anderen, als rein wirthschaftlichen Zwecken verbraucht wird. Aufgestellt sind bis jetzt in Danzig 800 Wassermesser, welche cirka 15 % des gesammten Wasserquantums abgegeben haben werden. Es sollen fortan etwa 200 Wassermesser in derartigen Gebäuden aufgestellt werden.

Auch die Stadt Elbing besitzt eine Wasserleitung, jedoch von viel geringerem Umfange. Das ursprünglich zugeleitete Wasser enthielt zu viel Eisenocker, um vielseitiger in Gebrauch gezogen werden zu können. Die neu erschlossenen Quellen lieferten besseres Wasser, jedoch ist auch gegenwärtig der Häuseranschluss noch nicht sehr zahlreich. Es schweben zur Zeit Verhandlungen, um weitere Zuflüsse für die Stadt herbeizuführen, da das sonst zur Verfügung stehende Gebrauchswasser nur theilweise qualitativ genügt. Ausserdem finden sich Wasserleitungen in der Stadt Neustadt und im Badeort Zoppot. In Neustadt konnte zunächst nur der östliche Stadttheil mit Wasserleitungswasser versehen werden. Die Beschaffenheit des Wassers auf dem Lande, und namentlich in den Niederungsgegenden lässt nach wie vor sehr viel zu wünschen übrig. Die Klagen sind zahlreich und begründet, die Abhilfe sehr schwierig! Merkwürdig bleibt dabei, dass durch die Gewohnheit des Genusses der Nachtheil schlechten Wassers abgewendet zu werden scheint. Die Hygieine kann hierauf jedoch keine Rücksicht nehmen. Thatsächlich ergiebt sich daraus, dass nicht jedes verunreinigte Wasser auch pathogene Organismen enthält. So lange nun die Gesundheit der Bewohner thatsächlich nicht gefährdet ist, ist nach § 16 Titel 17 Theil II Allgemeinen Landrechts ein polizeiliches Einschreiten nicht zulässig. Andererseits gehört jedoch die Sorge für ein gesundes Trinkwasser zu den präventiven Massnahmen der Gesundheitspolizei. Auf dem Lande ist in Gemässheit des § 59 der Kreisordnung der Amtsvorsteher in erster Linie dazu berufen, während die Kosten von dem Amtsverbande zu tragen wären. Die von den Landgemeinden mehrfach erbetene Gewährung einer staatlichen Beihilfe zur Erbohrung und Herstellung von Brunnen mit gesundem Trinkwasser musste abgelehnt werden. Nach § 3 des Gesetzes vom 11. März 1850 fallen die Kosten der örtlichen Polizeiverwaltung mit Ausnahme der Gehälter der vom Staat besonders angestellten Beamten durchaus den Gemeinden zur Last. So auch aus gesundheitspolizeilichen Rücksichten (§ 6 des allegirten Gesetzes, § 59 der Kreisordnung) die Kosten derjenigen Einrichtungen, welche zur Abwehr schädlicher Einflüsse auf den örtlichen Gesundheitszustand nothwendig erscheinen; in gleicher Weise enthalten die §§ 6 und 7 des Regulativs vom 8. August 1835 — wenn sie die Beschaffung der von den Sanitätskommissionen für nothwendig erachteten Mittel zur Hemmung der Verbreitung ansteckender Krankheiten der betreffenden Kommune auferlegen, nur eine Anwendung dieses Prinzipes, und es kommt für dasselbe nichts darauf an, dass bis dahin noch nicht Seitens einer Sanitätskommission die Beschaffung besseren Trinkwassers in einer Gemeinde (Bürgerwiesen) angeordnet war. — Die Ausführung dieser Angelegenheiten scheitert häufig an der grossen Kostspieligkeit der Anlage, namentlich wenn, wie beispielsweise nach der ausgedehnten Ortslage besonders in Niederungsgegenden (4—5 km — Bürgerwiesen—) es sich nicht um Herstellung eines, sondern mehrerer Brunnen handelt. Dass auch in den Niederungsgegenden gutes Trinkwasser erbohrt werden kann, dafür liegen aus neuerer Zeit Fälle vor. Die in der Niederung z. B. bei der Zuckerfabrik von Gr.-Zünder hergestellten Tiefbrunnen reichen bis an 50—55 m Tiefe herab, aus welcher Tiefe das Wasser aus den eingebohrten Eisenrohren in starkem ununterbrochenem Strahle bis mehrere Meter hoch über den Erdboden hervorsprudelt und ein klares, kaltes, reines Wasser von vorzüglichem Geschmack liefert.

Auch in Neufahrwasser sind Tiefbrunnen von 40 m, resp. 52 m angelegt worden, deren Wasser tadellos ist. Von welcher Beschaffenheit das Trinkwasser bei geringerer Brunnentiefe in Niederungsgegenden ist, erhellt aus nachstehender Analyse des Schulbrunnens in Bürgerwiesen:

In 100 000 Theilen Wasser

Oxydirte Organische Substanzen 25,0
Chlor 32,10
Kalk 16,80
Magnesia 2,25
Schwefelsäure 12,6
Härte . . . . 20°

Ammoniak in nachweislicher Spur.

Das Wasser war frei von Salpetersäure, salpetriger Säure und Schwefelwasserstoff. Die Versuche, bessere Wasser zu beschaffen, mussten daher fortgesetzt werden.

Sehr verschlechtert wird auch das Trinkwasser zur Zeit der Ueberschwemmungen in den Niederungsgegenden. Es ist deswegen Anordnung getroffen, dass diese Brunnen nach Ablauf des Ueberschwemmungswassers wiederholt ausgeschöpft werden, dass der auf dem Boden befindliche Schlick schleunigst entfernt, und in Fällen, in denen das Wasser vor vollständiger Klärung wegen Mangels anderer Bezugsquellen zum Trinken benutzt werden muss, dies nur nach vorheriger Abkochung desselben geschehen darf, unter Umständen dasselbe auch mit kleinen Zusätzen von Rum und Cognac zu versehen ist. Ganz besonders war das Augenmerk auch darauf zu richten, dass das Eindringen von Mistjauche in die Brunnen verhindert werde und daher mit grösster Strenge die grösstentheils in der unmittelbarsten Nähe der Brunnen und Wohnhäuser befindlichen Misthaufen, sowie die überschwemmte Streu aus den Gehöften schleunigst von den Gehöften entfernt werden.

Auch in den höher gelegenen Kreisen sind die Wasserverhältnisse grösstentheils nicht günstig. Selbst in den kleineren Städten bleibt Manches zu wünschen übrig. So wurde beim Mangel an Sicherheit, besseres Wasser zu finden, zugegeben, dass in Czubeck im Amtsbezirk Hagenort des Pr.-Stargarder Kreises das Schwarzwasser, welches sich oberhalb des Orts als ein klares und gesundes Wasser stets gezeigt haben soll, bis auf Weiteres benutzt werden durfte. In Wensiorri und Carthaus wird wegen Armuth und Steuerbelastung der Orte mit der Ansammlung eines Fonds vorgegangen, um besseres Wasser durch Brunnenanlagen etc. zu gewinnen. Das wasserreiche bergige Terrain in der Umgebung von Carthaus durch die Anlage einer Wasserleitung für den Ort nutzbar zu machen, scheitert an den hohen Kosten, die das dafür bereits aufgestellte Projekt beansprucht! Obschon die Vermuthung bisweilen nahegelegt war, dass die Verbreitung ansteckender Krankheit durch Vermittelung des Wassers herbeigeführt worden sei, so ist dafür doch ein strikter Beweis namentlich durch die Entdeckung der spezifischen Krankheitskeime nicht erbracht worden. Nichts destoweniger bleibt die Thatsache, dass auf solchem Wege derartige Krankheiten weiter verbreitet werden können, unbeanstandet und findet diesseits gebührende Berücksichtigung in allen Fällen, wo ohne den erbrachten Nachweis spezifischer Krankheitskeime im Wasser doch von dem letzteren die Vermuthung für die Weiterverbreitung solcher Krankheiten gehegt werden darf.

Die Beschwerde, welche von der Gemeinde Wensiorri wegen der ihr aufgegebenen Herstellung eines Gemeindebrunnens erhoben worden war, wurde aus § 37 ad No. 4. Thl. II des Allgemeinen Landrechts, wonach der Bau gemeinschaftlicher Brunnen zu den Ortskommunallasten gehört, zurückgewiesen und mit Rücksicht auf die vorerwähnte bedrängte Leistungsfähigkeit derselben zugestanden, dass zunächst ein Baufonds zu diesem Zwecke alljährlich im Betrage von 150 Mk. bei Vermeidung zwangsweiser Einziehung gesammelt werde

Auch die Ortschaften Kornen, Kalisch, Grünthal und Jarischau im Berenter Kreise setzen die Errichtung von Brunnen seit Jahren Widerstand entgegen und benutzen lieber schlechtes Wasser. Die Stadt Berent leidet in den bestehenden Wasserverhältnissen, namentlich dadurch, dass die Versorgung mit Wasser aus dem oberhalb der Stadt belegenen Amtssee anderweitig geschmälert worden ist, und in Folge dieses Mangels insbesondere auch die Kalamität von üblen Gerüchen aus dem jetzigen Mühlenfliesse für die angrenzenden Bewohner erwächst.

Die Imprägnirung des Bodens mit fäulnissfähigen Stoffen verschlechtert das Wasser auch in den städtischen Brunnen und vereitelt den Zweck der vorgenommenen Reinigung. In der Stadt Marienburg musste ein Brunnen geschlossen werden, dessen Wasser wegen übermässigen Gehaltes an organischer Substanz, Chlor, Spuren von Ammoniak und salpetriger Säure für Genusszwecke untauglich geworden war. Nachdem derselbe gereinigt und durch ein eisernes Rohr von 40 Fuss Länge vertieft worden war, fand sich das Wasser anfänglich zwar frei von Schwefelwasserstoff, salpetriger Säure, Albuminoidverbindungen und nur noch mechanisch durch feine Quarzsplitterchen etc. verunreinigt, sowie nicht unbedeutend gypshaltig; jedoch kurze Zeit darauf trat wieder salpetrige Säure darin auf, so dass die Hoffnung an der alten Stelle besseres Wasser zu beschaffen aufgegeben und ein neuer Brunnen an einer andern Stelle angelegt werden musste, dessen Wasser bis jetzt tadellos ist.

Die Wasseruntersuchungen im diesseitigen Bezirk sind mehrfach auf der hiesigen unter Direktion des Referenten des Berichts stehenden technischen Untersuchungsstation für Nahrungs- und Genussmittel durch den daselbst als Chemiker fungirenden Professor Dr. Siewert ausgeführt worden. Andere Analysen sind auch von Apothekern gemacht worden. Bei der Beurtheilung der Zuträglichkeit oder Schädlichkeit eines Wassers ist wesentlich die quantitative Auffassung der Verhältnisse angezeigt. Grenzwerthe für die zuträgliche Menge der einzelnen bei der Wasseranalyse in Betracht kommenden Bestandtheile sind nicht ohne Weiteres allgemein zu verwerthen. Die für den Kalk- und Magnesiagehalt in ihrer summarischen Bezeichnung ausgedrückte Bedingung, dass derselbe möglichst 18 deutsche Härtegrade nicht überschreiten soll und weder durch Magnesiasalze noch durch Gyps wesentlich bedingt sei, entspricht den hauswirthschaftlichen und gewerblichen Interessen, doch lässt sich aus den Erfahrungen der ärztlichen Praxis nicht die Ueberzeugung gewinnen, dass die Versorgung mit einem härteren, aber sonst guten Trinkwasser unbedingt zu sanitären Missständen führen müsste. Die Beschränkung des Kalk- und Magnesiagehaltes wird indess möglichst aufrecht zu erhalten sein, weil eine Steigerung der Härte über 18° häufig durch Verunreinigung des Wassers oder des Bodens bedingt ist.

Die Bedeutung der organischen Stoffe wird einestheils aus der Eigenschaft derselben, als Nährboden zur Entwickelung und Fortpflanzung von pathogenen Organismen dienen zu können, abgeleitet, andererseits aber darin gefunden, dass diese Stoffe durch Zersetzung unter Mitwirkung von indifferenten Schizophyten toxisch wirkende Produkte bilden. Als Symptone der fauligen Zersetzung wird das Auftreten von Ammoniak, salpetriger Säure und Schwefelwasserstoff, die Zunahme des Gehalts an Salpetersäure, die Abnahme des Sauerstoffes betrachtet. Es wird weiter in Erwägung gebracht, dass die Verunreinigung des Bodens mit organischen Abfällen und die Durchtränkung mit fäulnissfähigen Stoffen einen Ort in einem zur Bildung eines Seuchenherdes geeigneten Zustand zu versetzen vermag, und dass mit dem fauligen Zerfall des Imprägnirungsmaterials eine örtliche Bedingung des Auftretens gewisser Infektionskrankheiten (Cholera asiatica, Dysenterie—Abdominaltyphus) erfüllt werde. Das Auftreten von Ammoniak, salpetriger Säure, sowie ein grösserer Gehalt der organischen Stoffe mahnt daher zur Vorsicht, kann aber bei ätiologischen Fragen noch nicht ohne Weiteres eine Beweiskraft haben. Grösseres Gewicht ist gegenwärtig auf die mikroskopische Untersuchung des Wassers, wegen der an thatsächlicher Begründung immer mehr gewinnenden Lehre von der parasitären Natur der Infektionskrankheiten, gelegt worden. Doch darf dabei nicht ausser Acht gelassen werden, dass unter den Schizophyten auch unschädliche vorhanden sind, und dass man mit Hilfe der verbesserten optischen Untersuchungsinstrumente und Methoden auch in reinem Quellwasser — wie oben Seite 110 in Betreff des vorzüglichen Prangenauer Quellwassers erwähnt worden ist — Bakterien oder Spuren derselben findet. Es wird sich daher auch bei den in Rede stehenden mikroskopischen Wasseruntersuchungen hauptsächlich um das Auffinden pathogenischer Bakterien handeln, von denen bekanntermassen bisher nur in verunreinigten Gewässern der Bacillus der Kaninchensepticaemie, der Cholerabacillus und in einem Brunnenwasser, in dessen Nähe eine Latrine sich befand, der Bacillus des Abdominaltyphus entdeckt wurden. Dass auch andere niedere Lebenswesen im Wasser pathogener Natur sind und sein können, liegt zur Zeit mehr in der Vermuthung, als dass eine endgültige Entscheidung darüber existirt.

Abgesehen davon, ob nun von den genannten Bacillen der eine oder andere in einem Wasser aufgefunden wurde, legt das massenhafte Auftreten von Mikrophyten in letzterem indess die Vermuthung nahe, dass unter den zahllosen kleinen Lebenswesen auch solche von pathogener Natur sein und dass von denselben toxische Stoffe gebildet werden können, die freilich nur nach der Menge und Konzentration des Giftstoffes das Wasser schädlich machen. Auch aus diesem Grunde musste diesseits das in einem „Brunnen" des Danziger Landkreises aufgefundene Wasser bemängelt werden.

3. Nahrungs-, Genussmittel und Gebrauchsgegenstände etc.

Die Kontrole über den Verkehr der Nahrungsmittel etc. ist eine polizeiliche. Sie erstreckt sich auf das Feilhalten und Verkauf solcher Stoffe in Läden und auf Märkten. Eigentliche Markthallen existiren in dem diesseitigen Bezirk nicht, nur im Stadtkreise Danzig sind noch aus früherer Zeit einige sogenannte Fleischscharren in der Nähe der Marienkirche vorhanden. Das in der Stadt Danzig an den Markttagen öffentlich zum Verkauf ausgestellte Fleisch wird vom Departementsthierarzt in Begleitung eines Polizeibeamten einer Besichtigung hinsichtlich seiner Bankfähigkeit und Zulässigkeit unterworfen. In Elbing geschieht dies durch den Kreisthierarzt. In den kleineren Städten bezieht sich diese Prüfung auf die von der Polizei vorher beanstandeten Stücke durch Zuziehung eines Sachverständigen. Die Nothwendigkeit dieses Vorgehens erhellt aus dem Umfang der vorgekommenen Kontraventionen und Bestrafungen. Mitinbegriffen ist darunter gegenwärtig auch das Feilhalten und der Verkauf aufgeblasenen Fleisches. Die für den diesseitigen Bezirk erlassene Verordnung vom 28. November 1885, betreffend das Aufblasen des Fleisches von Schlachtthieren verbietet in § 1 das Aufblasen des Fleisches bei Schlachtthieren, gleichviel ob dasselbe mit dem Munde oder mit einem Blasebalg vorgenommen wird, und unterstellt in § 2 einem gleichen Verbot das Feilhalten oder den Verkauf aufgeblasenen Fleisches.

Zuwiderhandlungen werden ausser mit der event. Einziehung des verbotswidrig aufgeblasenen Fleisches mit einer Geldstrafe bis zu 30 Mk. geahndet. Die Frage, ob das aufgeblasene Fleisch für verdorben zu erachten sei, beziehungsweise der Verkauf desselben gegen die Vorschrift des § 367 No. 7 des Strafgesetzbuches oder gegen die Bestimmungen des Nahrungsmittelgesetzes vom 14. Mai 1879 verstösst, fällt der richterlichen Entscheidung anheim und wird in jedem konkreten Fall von Sachverständigen zu prüfen sein.

Die in einzelnen Fällen im diesseitigen Bezirk von der Polizeibehörde bewirkte Einziehung solchen Fleisches mit nachherigem Verkauf desselben und Vereinnahmung des Erlöses zu den sächlichen Kosten der Polizeiverwaltung widerspricht den Gründen der Einziehung und musste daher reprobirt werden.

Im Sinne des § 10 No. 2 des Gesetzes vom 14. Mai 1879 genügt es zum „Verdorbensein der Nahrungsmittel" nicht:

„dass ein Nahrungsmittel nach der im Publikum herrschenden Ansicht für verdorben gilt, sondern es muss das Nahrungsmittel eine objektive Eigenschaft haben, durch welche eine die Benutzung desselben zur Nahrung beeinträchtigende Wirkung thatsächlich herbeigeführt wird." (Entscheidung des Reichsgerichts vom 28. September 1885, Band XII, Seite 407 ff.)

Später ist daher die Konfiskation des aufgeblasenen Fleisches in allen Fällen verfügt worden, weil dasselbe durch das Aufblasen eine objektive Eigenschaft erhält, durch welche eine die Benutzung desselben beeinträchtigende Wirkung und zwar dadurch herbeigeführt wird, dass in dem Bewusstsein der Konsumenten Ekel und die Vorstellung von nicht dahin gehöriger, die Zersetzung des Fleisches befördernder Keime wachgerufen wird, hierdurch aber der Begriff des Verdorbenseins nach dem vorstehenden Urtheil des Reichsgerichts hergestellt ist.

Auch nach einem neuerdings ergangenen Urtheil des Reichsgerichts vom 25. Januar 1886 ist „verdorben" eine als Nahrungsmittel für Menschen verkaufte Waare, welche in ihrer Tauglichkeit als solches im Vergleiche mit der normalen Beschaffenheit erheblich herabgesetzt ist, daher Fleisch eines im letzten Stadium der Agonie geschlachteten Bullen, das in Folge dessen sehr wenig ausgeblutet und vermöge der Zusammensetzung seiner Bestandtheile und seines übergrossen Blutgehalts gegenüber dem Zustande normalen Fleisches zum schlechteren mit der Wirkung verändert war, dass es sich zum menschlichen Genuss weniger eignete. Verdorbenes Fleisch braucht nicht gesundheitsschädlich zu sein.

Unter dem verdorbenen Fleisch fand sich auch trichinöses und finniges. Die nachstehenden Tabellen ergeben eine Uebersicht über die Zahl der vorgekommenen Fälle trichinen- und finnenhaltigen Fleisches.

Nachweisung
von der Zahl der in dem Regierungsbezirke Danzig bei der mikroskopischen Fleischbeschau trichinös und finnig befundenen Schweine in dem Jahre 1883.

1. Laufende Nummer	2. Kreis	3. Zahl der untersuchten Schweine	4. Zahl der trichinös befundenen Schweine	5. Gemeinden, in denen die trichinösen Schweine gefunden worden	6. Zahl der trichinösen Schweine in den einzelnen Gemeinden	7. Zahl der trichinös befundenen amerikanischen Speckseiten und Schweinefleisch-Präparate	8. Zahl der finnig befundenen Schweine	9. Zahl der amtlichen Fleischbeschauer	10. Bemerkungen
1	Berent	1 260	1	Stadt Schöneck	1	.	.	4	
2	Carthaus	244	.	.	.	.	.	.	1 Person befasst sich mit der Fleischschau.
3	Stadtkr. Danzig	unbekannt	11	Stadtkr. Danzig	11	.	9	.	8 Personen befassen sich mit der Fleischschau ausser Aerzten und Apothekern.
4	Landkr. Danzig	1 163	1	Rambeltsch	1	.	.	9	
5	Stadtkr. Elbing	2 569	8	Stadtkr. Elbing	8	.	1	.	Nur die Apotheker und Aerzte befassen sich mit der Fleischbeschau.
6	Landkr. Elbing	90	.	.	.	.	.	1	
7	Marienburg	4 184	5	Stadt Marienburg	5	.	12	9	
8	Neustadt	1 791	1	Stadt Neustadt	1	.	3	3	
9	Pr. Stargard	6 325	16	Dirschau / Stargard / Bojahren / Pelplin	6 / 7 / 1 / 2	3 amerikanische Speckseiten	11	10	Von den 6 trichinösen Schweinen in Dirschau war 1 in Brust und 1 in Rambeltsch geschlachtet, aber nach Dirschau zu Markte gebracht worden.
	Summa	17 626	43	10 Gemeinden	43	3 amerikanische Speckseiten	36	36	

Nachweisung

von der Zahl der in dem Regierungsbezirke Danzig bei der mikroskopischen Fleischbeschau trichinös und finnig befundenen Schweine in dem Jahre 1884.

1. Laufende Nummer	2. Kreis	3. Zahl der untersuchten Schweine	4. Zahl der trichinös befundenen Schweine	5. Gemeinden, in denen die trichinösen Schweine gefunden worden	6. Zahl der trichinösen Schweine in den einzelnen Gemeinden	7. Zahl der trichinös befundenen amerikanischen Speckseiten und Schweinefleisch-Präparate	8. Zahl der finnig befundenen Schweine	9. Zahl der amtlichen Fleischbeschauer	10. Bemerkungen
1	Berent	1 317	2	Stadt Schöneck	2	.	.	3	
2	Carthaus	218	.	.	.	.	.	2	Obligatorische Fleischschau besteht in dem Kreise Carthaus nicht.
3	Stadtkr. Danzig	unbekannt	19	Stadt Danzig	19	6	52	.	Obligatorische Fleischschau besteht nicht. 8 Personen befassen sich mit der Fleischschau ausser Aerzten und Apothekern.
4	Landkr. Danzig	3 389	.	.	.	.	4	9	
5	Stadtkr. Elbing	2 951	6	Stadt Elbing	6	.	1	.	Nur die Apotheker und Aerzte üben die Fleischschau aus.
6	Landkr. Elbing	114	1	Dorf Dambitzen	1	.	1	.	
7	Marienburg	4 213	2	Stdt. Marienburg	2	.	.	13	
8	Neustadt	2 915	3	Zoppot / Stadt Neustadt	2 / 1	.	8	7	
9	Pr. Stargard	6 382	22	Stadt Dirschau / „ Stargard / Dorf Gardschau / „ Pelplin / „ Spengawsken / „ Subkau / „ Zeisgendorf	7 / 8 / 2 / 1 / 2 / 1 / 1	2	29	11	
	Summa	21 499	55	14 Gemeinden	55	8	95	45	

Nachweisung
von der Zahl der in dem Regierungsbezirke Danzig bei der mikroskopischen Fleischbeschau trichinös und finnig befundenen Schweine in dem Jahre 1885.

1. Laufende Nummer	2. Kreis	3. Zahl der untersuchten Schweine	4. Zahl der trichinös befundenen Schweine	5. Gemeinden, in denen die trichinösen Schweine gefunden worden	6. Zahl der trichinösen Schweine in den einzelnen Gemeinden	7. Zahl der trichinös befundenen amerikanischen Speckseiten und Schweinefleisch-Präparate	8. Zahl der finnig befundenen Schweine	9. Zahl der amtlichen Fleischbeschauer	10. Bemerkungen
1	Berent	1405	4	Schöneck	4	.	.	4	
2	Carthaus	202	.	.	.	.	.	2	Obligatorische Fleischschau besteht im Kreise Carthaus nicht.
3	Stadtkr. Danzig	18597	17	Stadt Danzig	17	1 (Schinken)	29	.	Obligatorische Fleischschau besteht nicht. 8 Personen excl. Aerzte und Apotheker befassen sich mit der Fleischschau.
4	Landkr. Danzig	4288	4	Ohra / Oliva / Zugdam	2 / 1 / 1	1	2	7	
5	Stadtkr. Elbing	3304	3	Stadt Elbing	3	.	1	.	Aerzte und Apotheker üben die Fleischschau aus.
6	Landkr. Elbing	73	4	Stellinen	4	.	.	.	
7	Marienburg	4228	1	Stdt. Marienburg	1	.	4	13	
8	Neustadt	3150	4	Stadt Neustadt / Barlomin	1 / 3	.	3	5	
9	Pr. Stargard	6564	26	Stadt Stargard / „ Dirschau / Zeisgendorf / Pelplin / Wirthy / Kallenz / Kulitz / Ponschau / Rackau / Skurtz	11 / 3 / 3 / 2 / 2 / 1 / 1 / 1 / 1 / 1	.	44	21	Amerikanische Speckseiten sind in Dirschau 17 untersucht, aber keine trichinös befunden.
	Summa	41811	63	20 Gemeinden	63	2	83	52	

Diese Uebersichten gewähren über das Vorkommen von Trichinen im diesseitigen Bezirk keinen sichern Nachweis, da eine allgemeine, den ganzen Bezirk umfassende Verordnung, betreffend die Untersuchung des Schweinefleisches auf Trichinen nicht existirt. Der Erlass einer solchen Verordnung scheitert beim Mangel öffentlicher Schlachthäuser einestheils an der Schwierigkeit, die nothwendige Kontrole zu handhaben, anderntheils daran, dass die zur Durchführung erforderliche Zahl zuverlässiger und fachkundiger Persönlichkeiten besonders auf dem Lande fehlt. Gleichwohl sind solche Verordnungen in den Städten Marienburg, Neuteich, Tiegenhof, Dirschau, Pr.-Stargard, Berent, Schoeneck, Neustadt, Putzig, wie auch in einzelnen Amtsbezirken des Kreises Pr.-Stargard: Liebenhof, Waczmiers, Zeisgendorf, Gerdin, Rathstube, Subkau, Schlanz, Pelplin, Borkau, Skurz,

Barloschno, Hoch-Stüblau, Pinschin, Miradau, Rokoschin, Krangen, Liebschau, Spengawsken, Kokoschken, Jablau, Lubichow und Bordzichow vorhanden. Von Ortschaften der übrigen Kreise ist zu nennen: Zoppot im Neustädter Kreise, Praust im Danziger Landkreise. Die Fleischer in den grossen Städten lassen jedoch zur Beruhigung ihrer Kundschaft zum grossen Theil das Fleisch der geschlachteten Schweine auf Trichinen untersuchen. Diese Untersuchungen werden von Personen ausgeführt, die auf Grund einer bestandenen Prüfung von dem Kreisphysikus ein Befähigungszeugniss zur Vornahme solcher Untersuchungen erhalten haben. Ueber die Prüfungen selbst sind für den diesseitigen Bezirk besondere Vorschriften erlassen worden. Die im Besitz des vorerwähnten Befähigungszeugnisses sich befindenden Personen sind dadurch in ihren Befugnissen den amtlich bestellten Fleischbeschauern nicht gleichgestellt zu erachten. Die Atteste der Letzteren haben innerhalb des ihnen überwiesenen Bezirks einen amtlichen Charakter und können nicht durch Atteste der vorerwähnten geprüften und zur Vornahme von Trichinenuntersuchungen fähig befundenen Personen ersetzt werden.

Oeffentliche Schlachthäuser sind in dem diesseitigen Bezirk nicht vorhanden. Die Frage ist mehrfach angeregt, bisher aber nicht zum Austrag gebracht. Dagegen existiren 3 Pferdeschlächtereien unter veterinärpolizeilicher Kontrole, davon 2 in Danzig, 1 in Elbing. Die Zahl der in den Berichtsjahren in denselben geschlachteten Pferde betrug:

Jahr	Danzig	Elbing
1883	451	63
1884	413	50
1885	525	43
Zusammen	1389	156

Darunter wurde ein rotziges Pferd in Elbing betroffen; ausserdem daselbst

im Jahre 1883 das Fleisch von 3 Pferden, die Lebern von 8 Pferden und die Lunge und Leber von einem Pferde,

im Jahre 1884 das Fleisch von einem Pferde, die Lebern von 2 Pferden, die Lungen von 2 Pferden, die Lungen und Lebern von 2 Pferden

im Jahre 1885 das Fleisch von 2 Pferden, die Lebern von 4 Pferden, die Lungen von 2 Pferden und die Lunge und Leber von einem Pferde,

beanstandet und zum Konsum nicht zugelassen.

In Danzig wurden von den geschlachteten Pferden 9 Pferde sehr gut, 146 Pferde gut, 412 Pferde ziemlich gut und 822 Pferde mittelmässig gefunden. Zwei Pferde wurden wegen schlechten Nährzustandes, drei Pferde wegen zahlreicher Eiterknoten in beiden Lungen von der Verwendung zur menschlichen Nahrung ausgeschlossen. Vierundsiebenzig Lungen, drei Milzen und eine Leber wurden ausserdem verworfen.

Die in der Vorstellung des Vorstandes des Verbandes der Thierschutzvereine des Deutschen Reichs d. d. Köln den 14. November 1885 geschilderten Uebelstände bei dem Betrieb des Schlächtereigewerbes sind nach den angestellten Ermittelungen im hiesigen Bezirk im Allgemeinen nicht hervorgetreten und wird von den Polizeiorganen dafür Sorge getragen, dass rohe Misshandlungen an den Schlachtthieren nicht vorgenommen, überhaupt alle Uebelstände nach Möglichkeit vermieden werden.

Bestrafungen wegen Feilhaltens und Verkaufs verdorbenen Fleisches sind namentlich in den grösseren Städten mehrfach vorgekommen. Dagegen sind Erkrankungen von dem Genuss solchen Fleisches nicht bekannt geworden. Auch ist während der Berichtsjahre Trichinose bei Menschen nicht entdeckt worden. Ebenso hat kein wissentlicher

Verkauf trichinenhaltigen Fleisches, wofür statt der unzureichenden Strafe des § 367, 7 gegenwärtig die strengere Strafe der §§ 12 und 13 des Nahrungsmittelgesetzes vorgesehen ist, stattgefunden.

Untersuchungen amerikanischen Schweinefleisches sind nur noch vereinzelt an früheren Beständen vorgenommen worden, da das für diese Fleischwaaren erlassene Einfuhrverbot weitere Zufuhren nicht gestattet.

Das Verbot hatte eine gewisse Beunruhigung seiner Zeit hervorgerufen, und zwar lediglich in der Richtung, dass dadurch den weniger bemittelten Volksklassen ein an und für sich sehr werthvolles Nahrungsmittel vertheuert wird. Gleichwohl lassen die bisher angestellten Fütterungsversuche die Gefahr durch den Genuss von gesalzenem und geräuchertem amerikanischen Schweinefleisch an Trichinose mehr oder weniger schwer, selbst tödtlich zu erkranken, nicht verkennen. — Worin die Verdorbenheit des Fleisches bei der nicht unerheblichen Zahl von Beschlagnahmen sonst gefunden worden ist, ist in der Regel nicht näher angegeben worden.

Was die seiner Zeit vielbesprochenen Danziger Weinverfälschungen anbetrifft, so ist der Prozess gegen die Weinhändler nunmehr mit vollständiger Freisprechung derselben entschieden worden.

Die dagegen Seitens der Königlichen Staatsanwaltschaft eingelegte Revision ist vom Reichsgericht für begründet gefunden und die Sache zur nochmaligen Entscheidung dem Landgericht in Elbing überwiesen worden. Obwohl die thatsächlichen Ergebnisse, welche der Vorderrichter aus der Beweisaufnahme gewonnen hat, jedesmal dem Revisionsangriffe entgegen sind, muss nach der Entscheidung des Reichsgerichts doch eine gewisse Grenze aufgestellt werden, von welcher aus gewisse Manipulationen als Nachmachung anzusehen sind. Rechtsirrig ist der Grundsatz, dass ein irgendwie genannter Wein nicht als nachgemacht anzusehen ist, wenn nur überhaupt ächter Wein sich darin findet. Bezüglich der Etiquette wurde der Nachweis, dass überhaupt Niemand dadurch getäuscht werden kann, nicht geführt erklärt. — Dass das Publikum billigen Wein verlangt, kann kein Grund zur Fälschung sein. Auch durch das Landgericht in Elbing erfolgte die Freisprechung der Angeklagten.

Die Milchkontrole wird unter Zuziehung von Sachverständigen polizeilich, jedoch nicht überall in gleicher Weise und Umfang gehandhabt. In der Stadt Danzig sind diese Untersuchungen mit dem Feser'schen Lactoscop, dem Quevenne'schen Aräometer und Cremometer ausgeführt worden. Nach den diesfälligen Resultaten hat ganz unverfälschte Milch einen Minimalgehalt von 3 % Fett, 10 Volumprozent Rahm und ein spezifisches Gewicht zwischen 1028 und 1032, höchstens 1033. In der Regel fand sich bei einem spezifischen Gewicht von 1032 $2^{1}/_{2}$ % Fett, 8 Volumenprozent Rahm, woraus der Verdacht hergeleitet wurde, dass die Milch vor dem Verkaufe theilweise abgerahmt und eine Mischung von ganzer und abgerahmter Milch in den Handel gebracht wird. Bestrafungen wegen Milchverfälschung sind nur in ganz geringer Zahl vorgekommen. Die in Gemässheit des Ministerialerlasses vom 28. Januar 1884, die Regelung des Milchverkehrs betreffend, getroffene Festsetzung, dass im Milchhandel die Transportgefässe aus Holz oder Weissblech und die aus geschlossenen Gefässen führenden Krähne und Auslaufröhre aus Messing oder gut verzinntem Kupfer bestehen müssen, hat grösstentheils Anwendung gefunden. Die für die Handhabung der Milchkontrole Seitens des Kaiserlichen Gesundheitsamts gegebenen technischen Anhaltspunkte sind folgende: Die in den Verkehr kommende, zum menschlichen Genuss bestimmte Handelsmilch muss, sofern sie nicht durch eine entsprechende Bezeichnung (Magermilch, abgerahmte Milch) als minderwerthig kenntlich gemacht wird, bei 15° C. ein spezifisches Gewicht von 1,029 bis 1,034 haben. Dieselbe darf nicht weniger als 2,4 % Butterfett und 10,9 % Trockenbestandtheile enthalten. Sofern in vereinzelten Fällen das spezifische Gewicht nicht innerhalb der vorgeschriebenen Grenzen liegt, wohl aber der Gehalt an Fett, Trockensubstanz, soll das letztere Moment für die Beurtheilung entscheidend sein. Auch kann eine Bestrafung wegen Uebertretung dieser Vorschrift nicht eintreten, wenn der Verkäufer durch die Stallprobe nachweist, dass die geringe Beschaffenheit der Milch in einer nach ihrer Gewinnung von der Kuh vorgenommenen Veränderung ihren Grund nicht hat. — Die hier niedergelegten Grundsätze sind geeignet, den bisher auf anderer Basis abgegebenen Gutachten auctoritativ entgegengehalten zu werden, und hatte deswegen einer der bisherigen Begutachter im diesseitigen Bezirk seine Betheiligung an der Milchkontrole abgelehnt.

Gesundheitsgefährliche Wirkungen von bitterer, schleimiger, blauer oder rother Milch, sowie der Milch von Kühen, die an Maul- und Klauenseuche, Perlsucht, Pocken, Gelbsucht, Rauschbrand, an Krankheiten des Euters, fauliger Gebärmutterentzündung, Ruhr, Pyämie, Septicämie, Vergiftungen, Milzbrand oder Tollwuth gelitten haben, und überhaupt wegen Krankheiten mit Arznei behandelt worden sind, sind nicht bekannt geworden. Ebenso ist kein Fall konstatirt, dass der Verkauf der gesundheitsgefährlichen, sogenannten Biestmilch (Colostrummilch), welche kurz vor oder nach dem Kalben gewonnen wird, und die hinsichtlich der Menge, wie auch der Beschaffenheit der einzelnen Bestandtheile der normalen Milch gegenüber erhebliche Abweichungen zeigt und namentlich bei Kindern leicht Verdauungsstörungen erzeugt, in den ersten 3 bis 5 Tagen nach dem Kalben stattgefunden hat.

Auf der hiesigen Untersuchungsstation für Nahrungs- und Genussmittel gelangten auf Requisition der Behörden nachstehende Gegenstände zur Untersuchung:

1. 2 Weinproben, deren Prüfung ergab, dass beide Weine nicht aus Traubensaft, sondern vielmehr aus der Behandlung der Trebern mit Zuckerlösung im Gährungswege hergestellt und sonach als petiotisirte Weine zu erachten waren. Die in beiden Weinen vorhandene geringe Farbstoffmenge erwies sich als echt. Ausser diesen Weinproben kamen allein im Jahre 1884 noch 8 andere zur Untersuchung.

2. Eine Wasserprobe aus einem städtischen Brunnen, deren Prüfung ergab, dass das Wasser durch den Gehalt an salpetriger Säure und Ammoniakverbindung zu Genusszwecken nicht tauglich, vielmehr schädlich anzusehen war. Auch das Wasser aus zwei Brunnen einer anderen Stadt ergab nach der chemischen Analyse, dass das Wasser aus jedem derselben die zulässigen Bestandtheile eines brauchbaren Trinkwassers in höherem Masse überschritt und daher weder zum Trinken, noch zum Kochen der Speisen verwendbar war.

3. Eine übelriechende Wasserprobe aus einem Graben, welcher die Abgänge einer Spritfabrik aufnahm, und zeitweise für die Anwohner belästigende Ausdünstung ausströmen liess. Das Resultat der Analyse war, dass das qu. Wasser Fuselöl und Schwefelwasserstoff enthielt. Inwieweit der dadurch bedingte üble und belästigende Geruch nachtheilig resp. schädlich auf die Anwohner einwirkte, liess sich aus der Probe selbst nicht entnehmen; vielmehr konnte hierüber nur die Zusammensetzung der eingeathmeten Luft, beziehentlich die Verunreinigung derselben durch die genannten Gase Aufschluss geben. — Diese Untersuchung unterblieb, nachdem die Aufnahme jener Abgänge in den Graben beseitigt worden war.

4. Eine darauf von der betreffenden Polizeibehörde eingesandte zweite übelriechende Wasserprobe ergab, dass dieser unangenehme Geruch lediglich durch den Gehalt an Schwefelwasserstoff bedingt war.

5. Dagegen fand sich in einer später übersandten Probe wiederum Fuselöl.

Von anderen Gegenständen, welche auf der Untersuchungsstation auf Requisition einer Polizeibehörde einer näheren Prüfung unterzogen wurde, sind zu erwähnen 3 Proben Speiseöl. In einer Ortschaft des Pr.-Stargarder Kreises war aus einem Materialwaarengeschäft Speiseöl zum Kuchenbacken verabfolgt worden, nach dessen Verwendung bei zwei Familien nachstehende Krankheitserscheinungen, — starkes anhaltendes Erbrechen mit andauernden Kopfschmerzen, Bewusstlosigkeit, Krampfanfällen u. s. w., im weiteren Gefolge Schmerzen in den Knochen, Reissen in den Armen und Beinen — eingetreten waren.

Die Analyse der noch zum Theil bei den beiden Familien vorhandenen öligen Flüssigkeit (I. und II.) sowie der einen Oelprobe aus dem Geschäft, aus welchem jene herstammten, ergab,

„dass die Flüssigkeiten I. und II. sich als Theerdestillationsprodukte (Putzöl, Maschinenöl) erwiesen haben und als solche gesundheitsschädlich für den menschlichen Körper bei innerlichem Gebrauche sind, dass dagegen die Flüssigkeit III. als rohes ungereinigtes Rüböl zu betrachten ist."

Mehrfach gelangten zur Untersuchung Butterproben, deren Ergebniss in dem einen Falle darin bestand, dass die Summe der fremden Theile (Wasser, Salze, Käsestoff etc.) erheblich überschritten, mithin die objektiven Merkmale einer Fälschung vorhanden waren. In einem anderen Falle enthielt die Butter freie Fettsäure, welche aus ihr selbst durch Zersetzung entstehen; die qu. Butter erwies sich hiernach als eine schlecht ausgearbeitete, die dadurch leicht ranzig wird.

Nicht selten wird für schlechte Butter ein hoher Kaufpreis gefordert und gezahlt. Es unterliegt rechtlich keinem Bedenken, dass schon in der Uebernahme einer Verbindlichkeit ohne entsprechende Gegenleistung, hier in der Uebernahme der Verpflichtung zur Zahlung eines hohen Kaufpreises für die minderwerthige Butter eine Vermögensbeschädigung gefunden werden kann, insofern jede Schuld ohne entsprechendes Aequivalent die Vermögenslage schlechter gestaltet. Auch stellt der zu hohe Kaufpreis einen rechtswidrigen Vermögensvortheil im Sinne des § 263 des Strafgesetzbuches dar, nicht deswegen weil er etwa durch Irrthumserregung erlangt war, sondern deswegen, weil er keinen Rechtsanspruch auf Abschluss des Kaufvertrages gewährt!

Eine andere Butterprobe ergab, dass eine Verfälschung der untersuchten Butter mit billigeren Fetten nicht vorlag, dagegen die Butter von sehr untergeordneter Beschaffenheit war.

Zur Untersuchung gelangte ferner eine Bierprobe, aus deren Prüfung sich ergab, dass das Bier als ein verdorbenes anzusehen war.

Von den im Jahre 1884 zur Untersuchung gekommenen Nahrungsmitteln sind noch „Fische" bemerkenswerth gewesen, die durch schwefelwasserstoffhaltiges Wasser asphyktisch zu Grunde gegangen waren.

Im Jahre 1885 gelangten unter Andern auf der Untersuchungsstation zur Prüfung:
21 Wasserproben,
25 Milchproben,
8 Weinproben,
3 Butterproben,
4 Bierproben,
1 Honigprobe,
1 Ammenmilch.

Eine ganze Reihe der Wasserproben bezog sich auf den Nachweis der Verunreinigung eines Baches und Sees durch Abwässer einer Zuckerfabrik. Die Wasser waren zeitweise stark schwefelwasserstoffhaltig und mit Algen verunreinigt.

Eine Probe war durch den Gehalt von Chlormagnesium und Chlorcalcium bitter schmeckend.

1 Probe hatte Verunreinigung durch Jauchenzuflüsse.

5 Proben von Wässern aus neugebauten Brunnen waren stark eisenoxydalhaltig, setzten in Folge dessen viel Rost ab und schmeckten mehr oder weniger nach Tinte.

Von den Milchproben war eine deshalb unbrauchbar, weil das Milchfett einen intensiv bitteren Geschmack besass.

1 Probe hatte exzeptionell hohen Fettgehalt.

1 Probe war abgerahmt.

6 Proben waren mit Wasser verdünnt und zwar betrug die Verdünnung $1/10$, $1/7$, $1/5$, $1/4$—2 mal $1/3$.

Die Ammenmilch enthielt nur 0,6 Käsestoff und Eiweiss, 1 % Fett, 6 % Milchzucker.

Von Weinproben war ein Muskat Lunel in voller Gährung; 1 Rothwein stark essigsauer; 1 Rothwein zwar weinsauer aber ungeniessbar.

Von den Bierproben waren 3 gut, 1 ungeniessbar.

Die Honigprobe war völlig normal.

Von den Butterproben 1 mit geriebenen Kartoffeln gefälscht, 2 stark ranzig.

4. Gewerbliche Anlagen.

Die Konzessionirung der überwiegenden Mehrzahl der im § 16 der Gewerbe-Ordnung nach der Bekanntmachung vom 1. Juli 1883 aufgeführten gewerblichen Anlagen, sowie der durch spätere Bekanntmachung dem Erforderniss besonderer Genehmigung unterworfene Anlagen (Bekanntmachung vom 24. April 1885, betreffend Anlagen zur Destillation oder zur Verarbeitung von Theer und Theerwasser, Bekanntmachung vom 1. April 1886, betreffend Cellulosefabriken d. h. Anlagen, in welchen aus Holz oder gewöhnlichem Fasermaterial auf chemischem Wege Papierstoff hergestellt wird) ist gemäss Titel XVI § 109 dem Kreis- und Stadtausschuss, in dem einen Landkreise angehörigen Städten mit mehr als 10 000 Einwohnern aber dem Magistrat überwiesen worden. Soweit dies nicht geschehen ist, beschliesst gemäss § 110 a. a. O. der Bezirksausschuss über die Anträge auf Errichtung und Veränderung gewerblicher Anlagen.

Die Behörde, bei welcher der Antrag eingereicht ist, hat zu prüfen, ob die Anlagen erhebliche Gefahren, Nachtheile für das Publikum herbeiführen können. Auf Grund dieser Prüfung, welche sich zugleich auf die Beachtung der bestehenden, auch gesundheitspolizeilichen Vorschriften erstreckt, ist die Genehmigung zu versagen, oder unter Festsetzung der sich als nöthig ergebenden Bedingungen zu ertheilen. Zu letzterer gehören auch diejenigen Anordnungen, welche zum Schutz der Arbeit gegen Gefahr für Leben und Gesundheit nothwendig sind.

Die Zahl der in den Berichtsjahren konzessionirten gewerblichen Anlagen betrug im

Kreis	Zahl der konzessionspflichtigen gewerblichen Anlagen		
	1883	1884	1885
Berent	84	89	89
Carthaus	65	66	68
Danziger Stadtkreis . .	143	146	151
Danziger Landkreis .	84	83	84
Elbinger Stadtkreis . .	83	77	75
Elbinger Landkreis . .	59	57	60
Marienburg	84	84	87
Neustadt	117	122	129
Pr. Stargard	74	76	76

Die technische Prüfung Seitens der Kreis-Medizinal-Beamten ist nur vereinzelt erfolgt. Auch das Medizinalkollegium hat mit Vorlagen dieser Art sich nicht zu befassen gehabt. Seit dem Ministerial-Erlass vom 19. Juli 1884 sind auf Grund der Bestimmung in No. 32 desselben mehrfache Anträge auf Genehmigung konzessionspflichtiger gewerblicher Anlagen zur Prüfung vorgelegt worden.

Die Zahl der in den Fabriken des diesseitigen Bezirks beschäftigten jugendlichen Arbeiter betrug im Jahre 1884 hiernach 534, darunter waren männliche 293 und weibliche 241; dem Alter nach waren es meist junge Leute von 14 bis 16 Jahren, darunter 288 männliche und 239 weibliche; die Anzahl der Kinder von 12 bis 14 Jahren belief sich auf 7, darunter 5 männliche, 2 weibliche. — Im Jahre 1883 war die Zahl der jugendlichen Arbeiter 425, darunter 218 männliche, 207 weibliche; die Zahl der jungen Leute von 14 bis 16 Jahren betrug 405, darunter 203 männlich, 202 weiblich; die Zahl der Kinder von 12 bis 14 Jahren betrug 20, darunter männlich 15, weiblich 5. Es hat sonach die Zahl der jugendlichen Arbeiter um 109, darunter um 75 männliche und 34 weibliche zugenommen. Die Zunahme bezieht sich jedoch nur auf jugendliche Arbeiter von 14 bis 16 Jahren; die Zahl der Kinder im Alter von 12 bis 14 Jahren hat um 13 abgenommen.

Die jugendlichen Arbeiter finden sich in den Fabriken Ost- und Westpreussens am meisten in Ziegeleien, kleineren Maschinenfabriken und in Cigarren-Fabriken. In den meisten Fabriken fanden sich bei der Revision die gesetzlichen Bestimmungen über die Beschäftigung der jugendlichen Arbeiter in wünschenswerther Weise erfüllt. Nur in vereinzelten Fällen erfolgte Bestrafung der Arbeitgeber. In Ziegeleien sind einigemal Arbeiter unter 21 Jahren angetroffen worden, welche nicht im Besitz von Arbeitsbüchern waren; die Bestrafung wurde veranlasst. Unglücksfälle sind mehrfach vorgekommen, deren Vermeidung durch rechtzeitige Schutz- und Sicherheitsmassregeln hätte geschehen können. In dieser Beziehung werden jetzt bei jeder Inspizirung durch den zuständigen Gewerbe-Rath diejenigen Mängel, welche nach § 120 Absatz 3 der Gewerbeordnung einer Abhülfe bedürfen, protokollarisch festgestellt, dem Fabrikanten zu deren Beseitigung eine entsprechende Zeitfrist gestellt und nach deren Ablauf eine Benachrichtigung über die Abstellung erwartet. Erfolgt letztere nicht, so wird eine Aufforderung unter Hinweisung auf § 147 Absatz 4 erlassen. Die Arbeitgeber sind dieser Aufforderung nachgekommen.

In Bezug auf die durch Fabriken herbeigeführte Belästigungen und Schädigungen gab die in der Nähe der Stadt Danzig belegene Cellulosefabrik in Legan zu allgemeinen Klagen Veranlassung. Der Grund zu diesen letzteren war darin zu finden, dass bei dem Regenerationsprozess der aus den Kochapparaten entnommenen alkalischen Laugen durch Kalzination sehr üble Gerüche in die Atmosphäre übergeführt wurden und nicht bloss in die nächste Umgebung der Fabrik, sondern auch bis in die Stadt Danzig hinein sich in höchst belästigender Weise, namentlich bei nordöstlicher Windrichtung und im Sommer bemerkbar machten. Die Aerzte des in dieser Richtung belegenen grossen Olivaer-Thor-Lazareths fanden im Interesse der ihrer Obhut anvertrauten Kranken Veranlassung, Beschwerde über die aus der Fabrik entströmenden übelriechenden Dämpfe zu führen und betonten dabei, dass nicht nur die von Affektionen der Respirationsorgane betroffenen Kranken direkt durch die in solcher Weise verpestete Luft leiden, sondern auch indirekt sämmtliche übrige Kranken aus Mangel an frischer Luft in ihrer Widerstandsfähigkeit beeinträchtigt würden, da nicht bloss die durch Ventilation zu bewirkende Luftverbesserung in den Krankenzimmern unter diesen Umständen unterbleiben müsste, sondern auch den Rekonvaleszenten der Aufenthalt auf den Höfen und in dem Garten der Anstalt verleidet würde. Ueber den Ursprung und die Natur dieser Dämpfe sind Untersuchungen angestellt, jedoch in Betreff der letzteren noch nicht zum definitiven Abschluss gebracht worden.

Thatsächlich ergab sich bereits aus dieser Untersuchung, dass der Wiedergewinnungsprozess der Soda als ein chemischer zu betrachten ist.

Hiernach war die Frage entstanden, ob die Cellulosefabrik zu Legan bei Danzig, welche aus den Kochapparaten entnommene alkalische Laugen durch Kalzination wieder brauchbar macht, der Konzession bedürfe? In Folge eines an den Herrn Minister für Handel und Gewerbe deswegen erstatteten Berichts hat die Königliche technische Deputation für Gewerbe nachstehendes Gutachten abgegeben:

„Bei Kalzination der alkalischen Laugen, welche aus den Kochapparten der Holzcellulosefabriken hervorgehen, werden die Salze organischer Säuren zersetzt, so dass die Karbonate der Alkalien resultiren, die durch Kalkbehandlung kaustisch gemacht und von neuem benutzt werden können.

Diese chemischen Prozesse sind insofern leicht mit Belästigungen der Umgegend verbunden, als Zersetzungsprodukte in die Atmosphäre übergeführt werden, welche mehr oder minder üblen Geruch besitzen.

Obwohldaher die Cellulosefabriken als solche keiner Konzession bedürfen, so ist doch der erwähnte Betrieb als derjenige einer chemischen Fabrik anzusehen und kann u. E. nicht ohne Genehmigung fortgeführt werden.

Bei dieser Genehmigung dürfte nur darauf Bedacht zu nehmen sein, dass die bei der erwähnten Kalzination entweichenden Dämpfe in eine Feuerung geleitet oder sonst in geeigneter Weise ihrer riechenden Beimengungen beraubt werden, ehe sie in den Schornstein übergehen."

Das Verhalten der Behörde der Frage gegenüber ergiebt sich aus nachfolgender öffentlicher Bekanntmachung vom 17. Juli 1885:

„Nachdem die Anordnungen des Herrn Polizeipräsidenten, welche die Beseitigung der von der Cellulosefabrik ausgehenden üblen Gerüche bezweckten, im Verwaltungsstreitverfahren ausser Kraft gesetzt waren, weil die Fabrik ausserhalb des städtischen Polizeibezirks liegt, ist von der Aufsichtsbehörde der zuständige Amtsvorsteher mit Anweisung versehen worden. Diese konnte auf Untersagung des belästigenden Gewerbebetriebes nicht gerichtet werden, weil alsdann nach § 51 der Gewerbeordnung der Besitzer Entschädigung beanspruchen könnte, zu deren Bezahlung sich bisher Niemand bereit gezeigt hat. Vielmehr musste ein anderer Weg eingeschlagen werden.

Nach eingehenden und schwierigen Untersuchungen gelang es festzustellen — was man früher nicht angenommen hatte —, dass der die unangenehmen Gerüche verursachende Fabrikationsprozess die Anlage zu einer chemischen Fabrik im Sinne des § 16 der Gewerbeordnung nothwendig mache, dass daher eine förmliche Konzession nöthig sei, welche bei der Anlage der Fabrik nicht verlangt worden war. In Folge dessen ist den Unternehmern durch Polizeiverfügung aufgegeben worden, die Konzession nachträglich nachzusuchen, widrigenfalls der die widrigen Gerüche erzeugende Theil des Betriebes eingestellt werden müsste. Hiergegen ist Klage bei dem Kreisausschusse erhoben, welcher die Klage abgewiesen hat. Nunmehr stehen den Unternehmern noch die Instanzen des Bezirksausschusses und des Oberverwaltungsgerichts offen. Erst wenn durch endgiltiges Urtheil die erlassene Polizeiverfügung aufrecht erhalten ist, wird sie in Vollzug gesetzt und sodann im Wege des Konzessionirungsverfahrens die Herstellung von Einrichtungen vorgeschrieben werden können, welche die allgemein empfundene Belästigung zu beseitigen geeignet sind."

Es ist hinzuzufügen, dass der Bezirksausschuss das abweisende Erkenntniss des Kreisausschusses aufrecht erhalten hat. Die Sache ist demnächst dem Oberverwaltungsgericht zur Entscheidung vorgelegt worden.

In ähnlicher Weise liegen die Verhältnisse bei einer zweiten Fabrik des diesseitigen Regierungsbezirks, die in Gossentin, Kreis Neustadt, errichtet worden ist.

5. Schulwesen.

Die hygienischen Anforderungen an die Schulen sind im Allgemeinen klar zu präzisiren. Nicht gleichen Stand damit hält die praktische Durchführung. Namentlich auf dem Lande ermangeln nicht selten die ersten Grundlagen. Dazu steht der Kostenpunkt der Durchführung entgegen. Die Zahl der neuen Schulhäuser hat sich im Bezirk vermehrt. Will man den in neuerer Zeit aufgestellten Grundsätzen folgen, wonach:

1. in jedem Schulzimmer zu allen Schulzeiten auch an der dunkelsten Stelle dasjenige Minimum von Helligkeit bestehen muss, welches noch das Arbeiten unter normaler Sehweite gestattet, und andererseits stets excentrisches und blendendes Licht ausgeschlossen sein muss;
2. die Beschaffung von nach richtigen Prinzipien konstruirten Schulbänken obligatorisch ist und staatlich kontrolirt wird;
3. mit Rücksicht auf die wechselnden Grössenverhältnisse der Schüler einer und derselben Klasse die Vertheilung körpergemässer Subsellien nach den am Anfang jedes Semesters zu ermittelnden Körpermassen zu geschehen hat;
4. während der zwischen den einzelnen Schulstunden auf $1/4$ Stunde zu bemessende Pausen die Luft in den Schulzimmern vollständig zu erneuern ist;
5. für genügend grosse gedeckte Hallen Sorge zu tragen ist, damit die Kinder auch bei ungünstigem Wetter in den Pausen die Klassenzimmer verlassen können;
6. die Lehrer streng darüber zu wachen haben, dass Seitens der normalsichtigen Schüler ein Abstand der Augen von der Arbeit von mindestens 35 cm eingehalten werde;
7. alle Drucksachen, welche den Forderungen der Augenhygiene nicht entsprechen, ferner eng karirte Hefte, Tafeln und Zeichenmodelle, sowie vorgedruckte Kartenschablonen und zu feine Nähvorlagen zu verbannen sind;
8. auch die Benutzung einer Antiqua- (Rund-) Schrift an Stelle der jetzt üblichen Schreibweise zu setzen ist,

so würde man vergeblich eine Schule suchen, wo in allen Stücken diesen Erfordernissen entsprochen wäre. So sehr man daher genöthigt ist, die Bedingungen für gesundheitsgemässe Verhältnisse in den Schulen einzuschränken, und zunächst auf die Grösse der Schulzimmer im Verhältniss zur Schülerzahl, auf die Beleuchtung, Erwärmung, Ventilation u. s. w. zu übertragen, so bleiben auch hier die Anforderungen hinter den bestehenden Verhältnissen oft weit zurück. —

Die Ueberfüllung der Klassenzimmer ist immer einer der grössten Uebelstände, weil damit eine grosse Zahl anderweitiger Nachtheile eng verbunden sind. Unter letztere fällt auch die häufige Uebertragung ansteckender Krankheiten durch andere Schüler.

Der Cirkularerlass des Herrn Ministers der geistlichen Angelegenheiten vom 14. Juli 1884, betreffend Schliessung von Schulen bei ansteckenden Krankheiten hat entsprechende Anwendung gefunden. Wegen einer sehr ausgedehnten Masernepidemie wurden im Danziger Landkreise im Jahre 1885 7 Schulen geschlossen. Auch in der Stadt Elbing wurde in demselben Jahre die I. Klasse der Altstädtischen Knabenschule der Masern wegen auf 3 Wochen geschlossen, weil bei weitem mehr als die Hälfte der Schulkinder fehlten. — In einer andern Schule wurden wegen Masernerkrankungen in der Familie des Kastellans die an des letzteren Wohnung angrenzenden Klassen auf 3 Wochen geschlossen, während die Schliessung der II. Klasse der III. Knabenschule aus dem Grunde, dass von 73 Schülern 31 der Masern wegen fehlten, nicht nothwendig erachtet wurde.

Im Landkreise Elbing wurde die Schule wegen zahlreicher Fälle von Diphtheritis geschlossen. Im Marienburger Kreise wurde mit Rücksicht auf das Herrschen von Masern, Scharlach, Keuchhusten, Diphtheritis von Lehrern und Ortsvorstehern eine Schulschliessung vereinzelt eigenmächtig veranlasst, nach Einholung eines Physikatsgutachtens aber von dem Landrath sogleich wieder rückgängig gemacht. Auch im Neustädter Kreise fand eine Schulschliessung der Masern wegen in Czechoczin statt, nachdem der Kreisphysikus an Ort und Stelle sich von der Nothwendigkeit überzeugt hatte. Auch im Pr. Stargarder Kreise sind mehrfach Schulen geschlossen worden.

Ueber Funktionsstörung der Augen (Akkomodationsparese), Verringerung des Gesichtsfeldes nach Diphtheritis faucin. bei Kindern liegen keine Beobachtungen vor, obschon im Allgemeinen die Zahl der an Diphtheritis erkrankten, später genesenen und wieder zur Schule gekommenen Kinder nicht gering erscheint.

Auch durch die granulöse Augenentzündung, welche in grösserer Ausdehnung im Bezirk geherrscht hat, sind die nachtheiligen Folgen für die Augen nur in geringem Umfange hervorgetreten.

In Betreff der Schulen auf dem Lande ist nicht ausser Acht zu stellen die verhältnissmässig zu grosse Entfernung, welche noch für die Schulkinder einzelner Ortschaften bis zur nächsten Schule besteht. Abgesehen von den Witterungseinflüssen in der ungünstigen Jahreszeit ist die Zurücklegung von mehr als 2 km weiten Strecken für manchen Schüler ermüdend und seine Aufmerksamkeit für den Unterricht gefährdend. Bei eingehender Prüfung würde im Allgemeinen das Resultat der Leistungen bei Schülern, die auf weitere Entfernungen zur Schule kommen, geringer sich gestalten als bei Schülern, die in entgegengesetzter Lage sich befinden. In den Schulen der grösseren Städte geht die häusliche Erziehung der Kinder mit der Schule nicht immer Hand in Hand.

Von besonderen Schulen ist zu erwähnen:

Die städtische Taubstummenschule.

Sie ist im Jahre 1881 gegründet, hat 2 Klassen, 2 Lehrer und 1 Lehrerin. Die Aufnahmebedingungen sind das 8. Lebensjahr, körperliche und geistige Gesundheit. Die Unterrichtsdauer währt 8 Jahre, so dass die Schüler die Schule im 15. Lebensjahre verlassen.

1884 besuchten 27 Zöglinge, 15 männliche, 12 weibliche die Schule. Schulgeld wird nicht gezahlt. Die Einnahmen setzen sich zusammen grösstentheils aus Provinzialfonds (150 Mark für die Schule); zum geringen Theil aus Kommunalfonds.

Die Provinzial-Taubstummenanstalt in Marienburg

behielt am Schlusse des Schuljahres Oktober 1884 80 Zöglinge. Beim Beginn des neuen Schuljahres wurden aufgenommen 38, so dass die Anstalt 118 Zöglinge hatte.

Davon waren:
a) Freizöglinge 115
b) Zahlschüler 1
c) Freischüler 2
Summa 118.

Dem Geschlecht nach sind:
Knaben 77
Mädchen 41
Summa 118.

Der Religion nach sind:

        Evangelische 44
        Katholische 73
        Juden   1
            Summa 118.

Von den Zöglingen befinden sich:

in der Klasse resp. Abtheilung I   10
„ „ „ „ „ II   12
„ „ „ „ „ IIIa 14
„ „ „ „ „ IIIb 12
„ „ „ „ „ IV   14
„ „ „ „ „ Va   12
„ „ „ „ „ Vb   6
„ „ „ „ „ VIa 14
„ „ „ „ „ VIb 14
„ „ „ „ „ VIc 10
            Summa 118.

Der Gesundheitszustand der Anstaltszöglinge war im Ganzen gut. Erkrankung einiger Schüler und Lehrer war nur von kurzer Dauer; nur eine Schülerin kränkelte andauernd und starb an Schwindsucht. Die Zöglinge sind in Bürgerfamilien der Stadt untergebracht und werden die Pflegestellen vom Anstaltsdirektor und von den Anstaltslehrern kontrolirt.

Die von dem Königlichen Konsistorium der Provinzen Ost- und Westpreussen in Anregung gebrachte Versammlung erwachsener Taubstummer aus der Provinz behufs gottesdienstlicher Feier und geselliger Gemeinschaft fand zum erstenmal Sonntag, den 18. Oktober 1885, statt.

Auch der Stadtkreis Elbing besitzt eine Taubstummenschule. Dieselbe ist seit dem 1. Oktober 1870 von der Stadt eingerichtet, hat 1 Lehrer, 1 Lehrerin und 2 Klassen. Im Jahre 1884 waren 29 Zöglinge (16 männliche, 13 weibliche) in der Anstalt. Der Schüler muss, um angenommen zu werden, das 7. Lebensjahr zurückgelegt haben, körperlich und geistig gesund sein, 8 Jahre hindurch die Schule besuchen. Mit dem vollendeten 15. Lebensjahre erfolgt die Entlassung, nachdem die Konfirmation vorangegangen ist. Schulgeld wird nicht erhoben. Kostgeld monatlich 8—10 Mark. Ausgaben im Jahre circa 3500 Mark.

6. Gefängnisswesen.

Bezüglich der bei den Gefängnissen und deren Inhaftaten in Betracht kommenden hygienischen Anforderungen wurden zur Zeit an die diesseitigen Medizinalbeamten, deren ärztlicher Obhut die Gefängnisse anvertraut waren, nachstehende Fragen zur Beantwortung gestellt:

1. Welche Art und welches Quantum von Nahrungsmitteln dem Gefangenen verabreicht wird?
2. Ob Art und Quantum der Nahrung
    a) bei nicht arbeitenden, resp. nicht ausserhalb beschäftigten Gefangenen,
    b) bei arbeitenden resp. ausserhalb beschäftigten Gefangenen
den nach Massgabe der physiologischen Untersuchungen anzunehmenden Stoffverlust des Körpers der Gefangenen decken, oder ob in dieser Beziehung Nachtheile für den Gesundheitszustand der Gefangenen sich bemerkbar gemacht haben?

3. Ob die Räumlichkeiten des Gefängnisses (Kubikinhalt der Räume pro Kopf) und deren innere Beschaffenheit für die Zahl der Gefangenen ausreichend zu erachten sind, oder ob in dieser Beziehung Nachtheile hervorgetreten sind? und

4. ob, resp. welche ansteckenden Krankheiten, namentlich ob Flecktyphus im Gefängniss, und in welchem Umfange, Ausbreitung gefunden haben?

Nach den eingegangenen Berichten sind die hygienischen Verhältnisse im Allgemeinen befriedigend. Auch der Prozentsatz der Kranken war kein hoher. Im Danziger Centralgefängniss mit einer täglichen Kopfstärke von 444 Köpfen bezifferte sich derselbe auf 3,47 der täglichen Kopfstärke. Es starben im Jahre 1885 nur 4 Gefangene: 2 an Pneumonie und 2 an Phtisis. — In Betreff der Vorkehrungen gegen Verbreitung der Lungenschwindsucht unter den Gefangenen ist das Ministerialrescript vom 19. Januar massgebend. Von ansteckenden Krankheiten wurden ausser Pneumonie (17) und Phtisis (5) noch Diphtheritis (6), Erysypelas (5), sowie Syphilistripper (68), Krätze (62) im Jahre 1885 beobachtet. — Ein nicht unerhebliches Kontingent zur Krankenzahl stellen die Augenkranken. Dieselben litten mit wenigen Ausnahmen an katarrhalischen Affektionen der Bindehaut. Die Ursache davon war äusserlich in dem Eindringen von Staub bei der Beschäftigung dieser Gefangenen mit Bernsteinschaben und Wergzupfen zu suchen. Zum Schutz dagegen sind einige Dutzend Schutzbrillen beschafft worden.

In dem mit dem Centralgefängniss in Danzig in Verbindung stehenden Hülfsgefängniss zu Oliva betrug im Jahre 1885 die Minimalbelegungsstärke 65, die Maximalstärke 181 Gefangene. Es standen letzteren nach der Durchschnittszahl der beträchtliche Luftraum von 29,44 cbm zur Verfügung. In diesem Gefängniss kamen im genannten Jahre 4 Fälle von Typhus, 3 Fälle von Syphilis und 1 von Krätze vor. Die Gesammtzahl betrug 131, darunter die vorgenannten 8 ansteckende Kranken.

Das Gerichtsgefängniss in Elbing war im Jahre 1885 sehr stark belegt. Es beherbergte durchschnittlich pro Tag 164 Männer und 18 Weiber. Trotzdem war der Gesundheitszustand ein guter. 3 Frauen wurden wegen vorgerückter Schwangerschaft dem Krankenstift übergeben; desgleichen 6 Individuen, welche syphilitisch affizirt waren. Ausserdem noch je 1 Fall von Kopfrose und Diphtheritis.

In dem Amtsgerichtsgefängniss zu Pr. Stargard, welches demnächst durch einen Neubau ersetzt werden soll, betrug bei 393 Gefangenen im Jahre 1885 die Zahl der Erkrankten 33. Es genasen davon 32 und starb 1 an Lungenentzündung.

Auch in den übrigen Amtsgerichtsgefängnissen ist der Gesundheitszustand unter den Gefangenen im Allgemeinen ein günstiger gewesen.

Als behandelnde Aerzte der Gefangenen in den diesseitigen Gerichtsgefängnissen fungirten vornehmlich Kreisphysiker.

Gerichtsgefängniss	Arzt
Berent	Kreis-Physikus Dr. Rummel
Carthaus	„ Dr. Koenig
Danzig	Kreis-Wundarzt Dr. Farné
Elbing	Kreis-Physikus Dr. Deutsch
Marienburg	„ Dr. Wilczewski
Neustadt	„ Dr. Hasse
Oliva	Praktischer Arzt Dr. Katke
Putzig	„ Bochert
Pr. Stargard	Kreis-Physikus Dr. Merner

Krankheits- und Verpflegungsdauer im Lazareth des Königlichen Central-Gefängnisses zu Danzig in den Jahren 1883 und 1884.

Berichtsjahr	Bestand am 1. Januar		Zugang		Summa der Verpflegten		Zu-sammen	Abgang		Zu-sammen	Davon durch Tod	Zahl der Verpflegungstage eines Kranken
	m.	w.	m.	w.	m.	w.		m.	w.			
1883	6	.	83	9	89	9	98	82	9	91	1	18
1884	7	.	103	9	110	9	119	108	9	117	3	15

7. Fürsorge für die Kranken und Gebrechlichen.

Die öffentliche Krankenpflege fällt mit wenigen Ausnahmen zusammen mit der öffentlichen Armenpflege und ist insofern ein Ausfluss der Verpflichtung der Gemeinde- und Landarmenverbände zur Armenpflege. Es liegt daher die Krankenpflege Unterstützungsbedürftiger allen Gemeinden ohne Unterschied ob, auch solchen, in denen besondere Spitäler und Krankenhäuser noch nicht bestehen. Ausdrücklich anerkannt ist diese Verpflichtnng aber erst durch das behufs Ausführung des Bundesgesetzes über einen Unterstützungswohnsitz erlassene Gesetz vom 8. März 1871, welches ausdrücklich im § 1 vorschreibt:

„Jedem hülfsbedürftigen Deutschen ist von dem zu seiner Unterstützung verpflichteten Armenverbande Obdach und der unentbehrlichste Lebensunterhalt, die erforderliche Pflege in Krankheitsfällen und im Falle seines Ablebens ein angemessenes Begräbniss zu gewähren."

Darüber, in welcher Art die erforderliche Pflege in Krankheitsfällen gewährt werden soll, spricht das Gesetz sich allerdings nicht aus. Aber es stellt wenigstens ein Prinzip auf, welches allerdings in jedem christlichen Staat sich von selber verstehen sollte, das aber auch in den am meisten zivilisirten Staaten des Alterthums nicht gegolten hat und dessen Durchführung in der Praxis auch jetzt noch Manches zu wünschen übrig lässt.

Zur Aufnahme und Heilung der Kranken, welche der öffentlichen Krankenpflege anheimfallen, sind auch im diesseitigen Bezirk in fast allen Städten, sowie für den Carthauser Kreis in der Ortschaft Carthaus Krankenanstalten vorhanden, welche hauptsächlich von den Kommunen und Kreisverbänden, von kirchlichen Vereinen oder aus milden Stiftungen gegründet sind und erhalten werden. Alle stehen gesetzlich unter dem besonderen Schutze des Staates. (A. L. R. II. 19, 32 ff.) Die Vorsteher und Verwalter solcher Anstalten sind als Diener des Staates anzusehen (§ 80 a. a. O.). Im Falle der Noth muss die Aufnahme eines Kranken in jede Anstalt unweigerlich und ohne Verzug erfolgen; bei nicht schleunigen Fällen kann eine Legitimation zur Berechtigung der Aufnahme gefordert werden.

Von öffentlichen Irrenanstalten existirt im diesseitigen Bezirk nur eine in Neustadt. Dieselbe ist durch den Westpreussischen Provinzialverband unter Königlicher Genehmigung gegründet, im Jahre 1883 eröffnet worden und wird aus Provinzialfonds unterhalten. Sie ist zur Unterbringung von 400 Personen eingerichtet, eine Zahl die bisher noch nicht erreicht ist. Der ärztliche Direktor Dr. Kroemer ist von den Ständen präsentirt und vom Könige bestätigt worden. Die andern Beamten werden von den Ständen ernannt. Die Oberaufsicht führt der Oberpräsident. Die Verfassung und Verwaltung ist durch ein Reglement geordnet. Mit der Anstalt ist eine eigene, ihren Zwecken dienende Landwirthschaft verbunden.

Der Krankenbestand betrug nach dem vorjährigen Verwaltungsbericht am 15. November 1884:

$$117 \text{ Männer, } 138 \text{ Frauen} = 255$$
$$\underline{\text{neu aufgenommen sind } 61 \text{ „ } 66 \text{ „ } = 127}$$
$$\text{Summa } 178 \text{ Männer, } 204 \text{ Frauen} = 382$$

Der Abgang beträgt:

$$34 \text{ Männer, } 40 \text{ Frauen} = 74$$

so dass am 18. Oktober 1885 an

Bestand verblieben . . . . 144 Männer, 164 Frauen = 308
gegen ein Etats-Soll von 275
so dass zur Zeit 33

Kranke mehr in der Anstalt verpflegt worden, als im Etat vorgesehen ist.

Da bis zum Schluss des Monats März 1886 sich diese Zahl voraussichtlich noch erheblich vermehren wird, so wird bei einzelnen Titeln des Anstaltsetats pro 1885/86 eine Ueberschreitung nicht zu vermeiden sein.

Von diesem Bestande befinden sich:

    a) in der Heilabtheilung   48 Männer, 75 Frauen = 123
    b) in der Pflegeabtheilung 96 „ 89 „ = 185
    Summa wie oben   144 Männer, 164 Frauen = 308.

Ausgeschieden sind:

    a) geheilt . . . . 16 Männer, 21 Frauen = 37
    b) ungeheilt . . . . . 4 „ 6 „ = 10
    c) gestorben . . . . . 14 „ 13 „ = 27
    Summa wie oben 34 Männer, 40 Frauen = 74.

Der Bestand an Kranken vertheilt sich auf die einzelnen Verpflegungsklassen wie folgt:

    I. Klasse . . . . 1 Mann   2 Frauen = 3
    II. „ . . . . 11 Männer 22 „ = 33
    III. „ . . . . 132 „ 140 „ = 272
    Summa 144 Männer, 164 Frauen = 308.

Unter den Kranken der II. Verpflegungsklasse ist 1 Freisteller, während in der III. Verpflegungsklasse sich 43 Zahler und 229 Freisteller befinden.

Die Zahl der Verpflegungstage berechnet sich auf:

    42 721 für Männer
    51 558 „ Frauen

in Summa auf 94 279.

und ergiebt sich hieraus ein durchschnittlicher täglicher Krankenbestand von

    126,39 Männern
    152,54 Frauen

zusammen von 278,93 Köpfen.

Davon entfallen auf die   I. Klasse   3,48
                             „ II. „   33,70
                             „ III. „ 241,75
                Summa 278,93 Köpfe.

Wie im vorigen, so sind auch in diesem Jahre sämmtliche in der Häuslichkeit, in den Arbeitsstuben und Werkstätten, sowie im Feld und Garten vorkommenden Arbeiten durch Kranke ausgeführt worden und haben in Arbeitstagen aufzuweisen:

a) die Nähstube 5 571
b) das Waschhaus. 3 755
c) die Schneiderei. 1 598
d) „ Kochküche 1 718
e) „ Tischlerei 384
f) „ Schmiedewerkstatt 230
g) „ Hausarbeit 2 809
h) „ Land- und Gartenwirthschaft 9 621

zusammen 25 686 Arbeitstage.

Die durch die Berufung des zweiten Anstaltsarztes Dr. Grunau nach Schwetz frei gewordene Stelle ist dem bisherigen Assistenzarzt Dr. Dluhosch verliehen worden. In seine Stelle trat Dr. Taubner aus Berlin.

Bei dem Wartepersonal hat auch in diesem Jahre ein starker Wechsel stattgefunden:

Es waren nach dem vorjährigen Bericht vorhanden:

18 Wärter 17 Wärterinnen
neu eingestellt sind . . 19 „ 10 „

Summa 37 Wärter 27 Wärterinnen
entlassen sind . . . . 17 „ 6 „

so dass zur Zeit . . . 20 Wärter 21 Wärterinnen
im Dienste der Anstalt sich befinden.

Privatirrenanstalten existiren im diesseitigen Bezirk nicht.

Uebersicht
über die öffentlichen Krankenanstalten des Reg.-Bez. Danzig.

1. Das Kreis- resp. Stadtlazareth in Berent ist erst am 1. Oktober 1885 wieder eröffnet worden. Dasselbe befindet sich zur Zeit in einem gemietheten Lokal und hat 6 Betten. Arzt des Lazareths ist der praktische Arzt Dr. Czarneczki. Die letzte Revision des Lazareths hat mehrfache Mängel, namentlich auch in Bezug auf die erforderliche Ausrüstung mit Wäsche und dergleichen, aufdecken lassen. Die Abhülfe dieser Mängel ist gesichert.

2. Das Kreiskrankenhaus in Carthaus ist im Mai 1857 errichtet worden. Dasselbe hat 10 Betten. Als Arzt fungirt Dr. Bruski, praktischer Arzt in Carthaus. Das Wärterpersonal besteht aus 1 Wärter und 1 Wärterin.

Im Jahre 1885 war die Krankenbewegung und Verpflegungsdauer folgende:

No.	Ort	Kreis	Namen des Krankenhauses	Bestand ult. Dezember 1884	Aufgenommen	Es litten an		Es wurden entlassen		Es starben	Bestand ult. Dezember 1885	Durchschnittszahl der Verpflegungstage
						innere	äussere	geheilt, gebessert	ungeheilt			
						Krankheiten						
1	Carthaus		Kreiskrankenhaus	3	60	28	32	45	3	4	8	30

Da der Bau der Eisenbahn nach Carthaus eine grössere Anzahl von Arbeitern dort vereinigte und die Räume des Kreiskrankenhauses nicht ausreichend gewesen wären, um sämmtliche Kranke unterzubringen, wurden die erkrankten Eisenbahnarbeiter in einem gemietheten Lokal von dem Kreisphysikus auf Kosten der Eisenbahnverwaltung ärztlich behandelt.

Die Frequenz dieser Kranken im Jahre 1885 ergiebt sich aus nachstehender Tabelle:

No.	Ort	Kreis	Namen des Krankenhauses	Bestand ult. Dezember 1884	Aufgenommen	Es litten an		Es wurden entlassen		Es starben	Bestand ult. Dezember 1885	Durchschnittszahl der Verpflegungstage
						innere	äussere	geheilt, gebessert	ungeheilt			
						Krankheiten						
1	Carthaus		Eisenbahnkrankenhaus	0	25	8	17	20	0	0	5	29—30

Bei der letzten Revision des Kreiskrankenhauses in Carthaus ist insbesondere auf eine Erweiterung der Belegräume hingewiesen worden, deren Ausführung in Aussicht steht.

3. Der Danziger Landkreis hat keine eigentliche Krankenanstalten. In neuester Zeit ist eine Provinzial-Blindenanstalt in Königsthal eröffnet worden. Von früher her besteht in Pelonken ein der Stadt Danzig gehöriges städtisches Armen- und Siechenhaus mit 450 Betten.

4. Der Stadtkreis Danzig besitzt zunächst das Stadtlazareth am Olivaer Thor. Der Ursprung dieser Anstalt reicht bis in die Zeit des Deutschen Ordens zurück. Anfänglich nur aus milden Stiftungen gegründet und unterhalten, trat später die Kommune Danzig mit Geldzuschüssen hinzu. Die ursprüngliche Stiftsverwaltung unterlag dem Wunsche nach einer unmittelbaren Leitung der Anstalt durch die Stadt. Im Jahre 1874 übernahm die Stadt das Lazareth. Angesichts seiner Entstehung aus einer milden Stiftung ist das Lazarethvermögen, vermehrt um den der Stadt überwiesenen Fonds des aufgehobenen Klosters der Barmherzigen Brüder, auf ewige Zeiten seiner ursprünglichen Bestimmung sichergestellt und eine Anzahl Betten von 20 etwa für unentgeltliche Versorgung solcher Kranken reservirt, die nicht im gesetzlichen Sinne arm sind; im Uebrigen aber ist die Anstalt ohne Reserve eine rein städtische geworden. Ihre Geschäfte werden von einer aus 2 Magistratsmitgliedern und 5 Stadtverordneten zusammengesetzten Kommission geführt. Die Anstalt besitzt eine vollständig eingerichtete Apotheke, welche vormals auch an bedürftige Kranke ausserhalb des Lazareths Arzneien verabfolgte. — Der Neubau für die chirurgische Abtheilung mit 200 Betten ist auf einem andern Platze (Sandgrube) in Ausführung gebracht, jedoch noch nicht fertig gestellt.

Eine Rekonvaleszentenstation der Anstalt ist durch ein Vermächtniss in Pelonken (nahe bei Oliva) begründet. Als Chefarzt der Anstalt fungirt Dr. Baum; die innere Abtheilung versieht als Oberarzt der Kreisphysikus Dr. Freymuth. Ausserdem sind 4 Assistenzärzte, ein Verwaltungspersonal von 8, ein Wärterpersonal von 24 Personen. Die Anstalt zählt bis zu 200 Betten für 3 Verpflegungsklassen zu 5, 3 und 1,25 Mk. pro Tag.

Die Krankenbewegung, Verpflegungsdauer und Etat im Jahre 1883 war:

Berichtsjahr	Bestand am 1. Januar		Zugang		Summa der Verpflegten	Abgang		Davon durch Tod		Zahl der Verpflegungstage eines Kranken	Datum und Zahl des höchsten Krankenbestandes		Ausgabe — Einnahme
	m.	w.	m.	w.		m.	w.	m.	w.		Datum	Zahl	Mark
1883	158	98	1638	1399	3293	1683	1359	205	131	29	18. Febr.	371	147 875

Die Einnahmen setzten sich zusammen aus:

23 059 Mk. eingezahlter Verpflegungsgelder,
4 774 „ Verkaufen eigener Produkte,
31 396 „ eigenen Kapitalzinsen.
72 359 „ Zuschuss der Kommune,
2 859 „ Legate,
38 „ Kollektengeldern,
13 395 „ aus sonstigen Quellen.

Mit dem Lazareth verbunden ist die in der Elisabeth-Kirchengasse belegene städtische Krankenstation für Geisteskranke und Kranke, welche an Unterschenkelgeschwüren und Krätze leiden, sowie für Syphilitische männlichen Geschlechts. Die Verwaltung ist gemeinschaftlich mit dem städtischen Arbeitshause. Die Aerzte sind dieselben, wie beim Lazareth, Dr. Dr. Baum und Freymuth, demnächst 1 Assistenzarzt, 2 Wärter und 3 Wärterinnen. Die Anstalt hat 200 Betten, je 100 für beide Geschlechter. Der Verpflegungstag wird mit 1,50 Mk. für Geisteskranke, 1,25 Mk. für andere Kranke berechnet.

Krankenbewegung und Verpflegungsdauer im Jahre 1883.

a. Für die ganze Anstalt.

Berichts-jahr	Bestand am 1. Januar		Zugang		Summa der Verpflegten	Abgang		Davon durch Tod		Zahl der Verpflegungstage eines Kranken	Datum und Zahl des höchsten Krankenbestandes	
	m.	w.	m.	w.		m.	w.	m.	w.		Datum	Zahl
1883	84	55	829	367	1335	826	378	40	45	35	14. Jan.	154

b. Für die Irren-Abtheilung.

| 1883 | 55 | 44 | 135 | 71 | 285 | 137 | 91 | 8 | 10 | 98 | 17. März | 85 |

5. Das Marienkrankenhaus zur Aufnahme von Kranken aller Konfessionen und zur Hospitalpflege. Ausgeschlossen sind Geisteskranke, Syphilitische und Schwangere. Die Anstalt ist durch milde Gaben im Jahre 1852 gegründet und am 19. Mai 1853 mit 24 Betten eröffnet worden. Durch einen Erweiterungsbau wurde schon nach Ablauf eines Jahres Raum für 45 Kranke geschafft. Im Jahr 1857 folgte eine abermalige Erweiterung durch einen Neubau.

Die Anstalt hat jetzt 110 Betten, davon 4 für erste Klasse, 7 für 2. Klasse und 99 für 3. Klasse. Die Verpflegungssätze sind 4 Mk., 2 Mk. und 0,70 Mk. für die betreffende Klasse I, II und III.

An der Spitze der Verwaltung steht ein Verwaltungsrath aus sämmtlichen katholischen Pfarrern der Stadt Danzig und dem katholischen Pfarrer aus Altschottland, sowie aus 6 katholischen Einwohnern dieser Pfarreien unter dem Vorsitze des Prälaten Landmesser.

Die Aerzte der Anstalt sind die Dr. Dr. Sanitätsrath Hildebrandt und praktischer Arzt Dr. Goetz. An Wärterpersonal fungiren 12 barmherzige Schwestern aus dem Mutterhause des heiligen Boromeus in Trier, 3 Wärter und 3 Wärterinnen. Das Lazareth hat eine eigene Dispensiranstalt mit einer geprüften Schwester — Apothekerin —.

Die Krankenbewegung und Verpflegungsdauer war im Jahre 1883 folgende:

Berichtsjahr	Bestand am 1. Januar		Zugang		Summa der Verpflegten	Abgang	Davon durch Tod	Zahl der Verpflegungstage eines Kranken
	m.	w.	m.	w.				
1883	41	32	597	329	999	919	103	31

5. Das Diakonissenkrankenhaus. Das jetzige Haus wurde am 17. März 1875 eröffnet. Es ist für 76 Betten eingerichtet, 30 für Männer, 34 für Frauen und 12 für Kinder. Es sind 4 Verpflegungsklassen von 0,40 Mk. bis 4 Mk. pro Tag. Ein Erweiterungsbau ist im Werke.

Als Aerzte fungiren der Medizinalrath Dr. Starck für die chirurgische Abtheilung und der praktische Arzt Dr. Scheele für die innere Abtheilung, ausserdem 1 Assistenzarzt; an Wärterpersonal 34 Diakonissinnen und 4 Wärter.

Die Krankenbewegung, Verpflegungsdauer und Etat ergiebt sich für das Jahr 1883 aus nachstehender Tabelle:

Berichtsjahr	Bestand am 1. Januar		Zugang		Summa der Verpflegten	Abgang		Davon durch Tod	Zahl der Verpflegungstage eines Kranken	Ausgabe Mark	Einnahme Mark
	m.	w.	m.	w.		m.	w.				
1883	28	27	227	268	550	226	270	60	40	55 077	55 063

Die Einnahmen setzten sich zusammen aus 32 660 Mk. eingezahlter Verpflegungsgelder, 5145 Mk. eigener Kapitalzinsen, 450 Mk. Zuschuss des Staates, 6168 Mk. Legaten, 6393 Mk. aus Kollekten und 4247 Mk. aus sonstigen Quellen.

Privat-Krankenanstalten.

Die Privat-Augenheilanstalt des praktischen Arztes Dr. Schneller.

Die Anstalt ist gegründet im Jahre 1858, für 34 Betten bestimmt, mit 4 Verpflegungsklassen zu 5 Mk., 3 Mk., 1,75 Mk. und 1,25 Mk. für den Tag.

Die Krankenbewegung, Verpflegungsdauer und Etat im Jahre 1883 war:

Berichtsjahr	Bestand am 1. Januar		Zugang		Summa der Verpflegten	Abgang		Davon durch Tod	Zahl der Verpflegungstage eines Kranken	Ausgabe Mark	Einnahme Mark
	m.	w.	m.	w.		m.	w.				
1883	12	7	133	109	261	136	111	—	27	12 371	13 437

Eine zweite Privatkrankenanstalt in Danzig ist die Augen- und Ohrenheilanstalt des Dr. Held. Sie ist nur auf 4 Betten eingerichtet. Die Frequenz ist nicht erheblich. Im Jahre 1883 sind 10 Augenkranke im Durchschnitt 134 Tage verpflegt worden.

Ausser den genannten Krankenanstalten besteht für das Militär das Garnisonlazareth. Dasselbe ist im Jahre 1844 errichtet und für 500 Betten bestellt.

Auch ist noch eine nicht unerhebliche Anzahl von Wohlthätigkeitsanstalten (Hospitäler) vorhanden.

Eine Uebersicht der Frequenz der Krankenanstalten in den beiden letzten Berichtsjahren gewähren nachstehende Tabellen:

Tabelle pro 1884.

No.	Kreis	Ort	Namen des Krankenhauses	Bestand ult. Dezember 1883	Aufgenommen 1884	Es litten an		Es wurden		Es starben	Bestand ult. Dezember 1884	Durchschnittliche Zahl der Verpflegungstage
						äussere Krankheiten	innere Krankheiten	geheilt resp. gebessert entlassen	ungeheilt entlassen			
1	Stadtkr. Danzig	Danzig	Stadtlazareth am Olivaerthor............	251	3153	2037	1367	2616	156	395	237	26.1
2	"	"	Städtische Kranken-Station in der Töpfergasse und Elisabethgasse.......	131	1156	208	1079	934	109	98	146	34.0
3	"	"	Marien-Krankenhaus....	81	863	701	243	715	53	107	69	21.20
4	"	"	Diakonissen-Krankenhaus.	53	542	264	331	430	40	66	59	35.0
5	"	"	Garnison-Lazareth.....	94	2736	1135	1695	2626	60	25	119	19.5
6	"	"	Schneller's Augenheilanstalt............	14	338	.	352	328	11	2	11	24.7
7	"	"	Heldt's Heilanstalt.....	2	50	.	52	46	4	.	2	28.2

Tabelle pro 1885.

No.	Kreis	Ort	Namen des Krankenhauses	Bestand ult. Dezember 1884	Aufgenommen 1885	Es litten an		Es wurden		Es starben	Bestand ult. Dezember 1885	Durchschnittliche Zahl der Verpflegungstage
						innere Krankheiten	äussere Krankheiten	geheilt resp. gebessert entlassen	ungeheilt entlassen			
1	Stadtkr. Danzig	Danzig	Stadtlazareth am Olivaerthor	237	3032	1959	1310	2507	158	396	208	24.0
2	„	„	Städtische Kranken-Station in der Töpfergasse und Elisabethgasse	146	1059	299	906	810	172	88	135	37.8
3	„	„	Marien-Krankenhaus	69	925	667	327	882	28	84	94	30.0
4	„	„	Diakonissen-Krankenhaus	59	700	399	360	584	36	64	75	35.0
5	„	„	Garnison-Lazareth	119	2776	1021	1874	2738	42	23	92	19.0
6	„	„	Schneller's Augenheilanstalt	11	348	.	359	326	10	.	23	26.9
7	„	„	Heldt's Heilanstalt	2	39	.	41	37	3	.	1	36.0

Stadtkreis Elbing.

1. Das städtische Krankenstift,

ein Geschenk der Bürgerschaft an die Stadt, 1829 neu erbaut, später erweitert, hat eine besondere Baracke für Infektionskranke. Dasselbe ist im Ganzen auf 70 Betten eingerichtet. Die ärztliche Leitung hat der Kreisphysikus Dr. Deutsch. An Hilfspersonal sind 1 geprüfter Heildiener, 3 Wärter und 5 Wärterinnen vorhanden.

Der Kostenpreis für einen Verpflegungstag schwankt zwischen 0,50—1,50 Mk., — für Kinder geringer —.

Krankenbewegung und Verpflegungsdauer in den beiden Berichtsjahren 1883 und 1884 war folgende:

Berichtsjahr	Bestand am 1. Januar		Zugang		Summa der Verpflegten	Abgang	Davon durch Tod	Zahl der Verpflegungstage eines Kranken	Datum und Zahl des höchsten Krankenbestandes	
	m.	w.	m.	w.					Datum	Zahl
1883	32	9	466	198	705	669	51	20	15. Februar	66
1884	27	9	515	167	718	680	48	18	27. Dezember	49

2. Das Diakonissenhaus,

für Pflege Kranker, ausschliesslich Geisteskranker, sowie an ansteckenden Krankheiten Leidender. Die Anstalt ist im Jahre 1867 von Frau A. Z. und mehreren andern Personen errichtet, 1868 eröffnet worden; hat 40 Betten. An der Spitze steht ein Kuratorium und der Anstaltsarzt Dr. Schwarzenberger. An Wärterpersonal sind 4 Diakonissinnen aus dem Mutterhause in Königsberg und 1 Wärter vorhanden. 3 Verpflegungsklassen zu 3, 2 und 1 Mk. für den Tag.

Die Krankenbewegung und Verpflegungsdauer in den beiden Berichtsjahren 1883 und 1884 war folgende:

Berichtsjahr	Bestand am 1. Januar		Zugang		Summa der Verpflegten	Abgang	Davon durch Tod	Zahl der Verpflegungstage eines Kranken überhaupt
	m.	w.	m.	w.				
1883	10	10	130	83	233	211	21	33
1884	11	11	137	83	242	224	26	31

Von Privatkrankenanstalten besteht nur die Augenklinik des praktischen Arztes Dr. Annuske, die im Jahre 1885 revidirt und später in ein anderes Lokal mit Genehmigung des Bezirksausschusses verlegt worden ist. Dieselbe ist auf 8 Betten eingerichtet.

Der Stadtkreis Elbing besitzt wie Danzig eine Anzahl Hospitäler, das Elisabethhospital (früher Elendenhof), Georgehospital (früher Leprosenhaus), das Heilige Geisthospital, Heilige Leichnamhospital, Pestbudenstift, die seit langen Jahren als Asylhäuser für alte verarmte Leute beiderlei Geschlechts bestehen.

Die Frequenz der Krankenanstalten in Elbing mit Einschluss des Garnisonlazareths im Jahre 1885 ergiebt sich aus nachstehender Tabelle:

Kranken-Anstalten pro 1885.

No.	Kreis	Ort	Namen des Krankenhauses	Bestand ult. Dezember 1884	Aufgenommen	Es litten an		Es wurden		Es starben	Bestand ult. Dezember 1885	Durchschnittliche Zahl der Verpflegungstage pro Kopf
						innere Krankheiten	äussere Krankheiten	geheilt resp. gebessert entlassen	ungeheilt entlassen			
1	Elbing	Elbing	Städtisches Krankenstift	38	572	264	346	439	85	51	35	$22^{35}/_{122}$
2	,,	,,	Diakonissen-Krankenhaus	18	264	166	116	235	7	20	20	$23^{1}/_{3}$
3	,,	,,	Garnison-Lazareth . . .	4	164	66	102	155	7	3	3	$18^{25}/_{42}$
4	,,	,,	Privat-Augenheil-Anstalt des Dr. Annuske . . .	4	71	.	.	68	1	.	6	23.8

Marienburg.

1. Evangelisches Diakonissenhaus.

Die Anstalt ist 1866 gegründet, hat 90 Plätze, davon 60 eingerichtete Betten, davon 35 für Männer, 25 für Frauen. 3 Verpflegungsklassen mit 1—3 Mk. für den Tag.

An der Spitze steht ein Kuratorium, Anstaltsarzt ist der praktische Arzt Dr. Thissen. Wärterpersonal wird durch 6 Diakonissinnen aus dem Mutterhause der Barmherzigkeit in Königsberg in Pr. gebildet.

Das Krankenhaus hat seine eigene Dispensiranstalt. Dieselbe ist 1883 errichtet. In derselben fungirt eine als Apothekerin geprüfte Diakonissin.

Die Krankenbewegung und Verpflegungsdauer im Berichtsjahr 1883 war folgende:

Berichtsjahr	Bestand am 1. Januar		Zugang		Summa der Verpflegten	Abgang		Davon durch Tod	Zahl der Verpflegungstage eines Kranken überhaupt	Datum und Zahl des höchsten Krankenbestandes	
	m.	w.	m.	w.		m.	w.			Datum	Zahl
1883	47	21	397	213	678	397	217	77	33	2. März	95

2. Das Marienkrankenhaus.

Die Anstalt ist aus milden Gaben gestiftet. Dieselbe hat 62 Plätze, davon 50 eingerichtete Betten, je 25 für beide Geschlechter, mit 4 Verpflegungsklassen von 0,50—3 Mk. An der Spitze steht ein Verwaltungsrath, dessen Vorsitzender der Pfarrer und Dekan Dr. Ritzke ist. Die ärztliche Leitung hat gegenwärtig in Stelle des erkrankten Dr. Kunze der praktische Arzt Dr. Wilczewski in Marienburg. Das Wärterpersonal setzt sich zusammen aus 5 barmherzigen Schwestern, Vinzentinerinnen aus dem Mutterhause in Kulm, 2 Wärtern und 3 Wärterinnen. Auch dieses Krankenhaus besitzt eine eigene Dispensiranstalt.

Die Krankenbewegung und Verpflegungsdauer im Jahre 1883 war folgende:

Berichtsjahr	Bestand am 1. Januar		Zugang		Summa der Verpflegten	Abgang		Davon durch Tod	Zahl der Verpflegungstage eines Kranken überhaupt	Datum und Zahl des höchsten Krankenbestandes	
	m.	w.	m.	w.		m.	w.			Datum	Zahl
1883	10	14	135	91	250	135	100	19	32	Februar	36

Die Frequenz der Krankenhäuser im Jahre 1884 und 1885 war folgende:

Namen der Anstalt	Berichtsjahr	Bestand ultimo Dezember 1883 resp. 1884	Aufgenommen 1884 resp. 1885	Es litten an		Es wurden entlassen		Es starben	Bestand ultimo Dezember 1884 resp. 1885	Durchschnitt der Behandlungstage pro Kopf
				innerer	äusserer	geheilt oder gebessert	ungeheilt			Tage
				Krankheit						
Evangelisches Diakonissenhaus	1884	65	585 (incl. 5 Neugeborene)	383	267	502	9	63	76	43
do.	1885	76	499 (ausserdem wurden 5 Kinder geboren)	205	370	502	13	60	70	35³/₅
Katholisches St. Marien-Krankenhaus	1884	15	324	224	115	253	13	32	41	30
do.	1885	41	355	111	285	300	16	42	38	29¹/₂

Neustadt.

Das Augustakrankenhaus.

Die Anstalt ist vom vaterländischen Frauenverein gegründet und im Jahre 1874 eröffnet worden. Dieselbe ist für 24 Betten eingerichtet mit 3 Verpflegungsklassen zu 0,75—3 Mk. pro Tag. An der Spitze steht ein Vorstand. Arzt der Anstalt ist der Kreiswundarzt Dr. von Tesmar. An Wärterpersonal sind 4 Diakonissinnen aus dem Mutterhause Bethanien in Neu Torney (Stettin). Bei gewissen ansteckenden Krankheiten steigt der Verpflegungssatz von 0,75—1,50 Mk., mit Inbegriff von Medizin, Bädern etc.

Die Aufnahme in die 3. Klasse ist der Anstaltsarzt berechtigt zu versagen, wenn die Art der Pflege und ungewöhnlich hohe Kosten derselben die Einstellung in die 2. Klasse bedingen. Stirbt ein Kranker in der ersten Woche seiner Kur, so ist ausser dem Pflegegeld seiner Klasse ein Zuschlag von 3 Mk. zu zahlen.

Die Krankenbewegung und Verpflegungsdauer in den Berichtsjahren 1883 und 1884 war folgende:

Berichtsjahr	Bestand am 1. Januar		Zugang		Summa der Verpflegten	Abgang		Davon durch Tod	Zahl der Verpflegungstage eines Kranken
	m.	w.	m.	w.		m.	w.		
1883	5	5	65	60	135	66	60	6	24
1884	4	5	96	59	164	96	57	11	31

Das Marienstift.

Die Anstalt ist im Jahre 1866 vom Bischof von Kulm errichtet. Dieselbe zählt 30 Plätze, davon 20 eingerichtete Betten, je 10 für beide Geschlechter, und 3 Verpflegungsklassen von 0,75 bis 3 M. für den Tag. An der Spitze ein Vorstand. Anstaltsarzt ist der Dr. von Tesmar. Das Wärterpersonal besteht aus 6 barmherzigen Schwestern, Vinzentinerinnen aus Kulm, ausserdem 1 Wärter und 1 Wärterin.

Die Krankenbewegung und Verpflegungsdauer in den Berichtsjahren 1883 und 1884 war folgende:

Berichtsjahr	Bestand am 1. Januar		Zugang		Summa der Verpflegten	Abgang		Davon durch Tod	Zahl der Verpflegungstage eines Kranken
	m.	w.	m.	w.		m.	w		
1883	6	2	114	80	202	114	78	15	20
1884	6	4	48	31	89	50	31	6	20

Die Frequenz beider Krankenhäuser im Jahre 1885 war folgende:

Kreis Neustadt Westpr.	Ort	Namen des Krankenhauses	Bestand zu Anfang des Jahres	Summa der Behandlung	Es litten an innere Krankheiten	Es litten an äussere Krankheiten	Es wurden geheilt resp. gebessert entlassen	Es wurden ungeheilt entlassen	Es starben	Verblieben am Ende des Berichtsjahres
1	Neustadt	St. Marien-Krankenhaus .	8	262	230	32	221	2	19	20
2	„	Augusta-Krankenhaus . . .	11	156	120	36	123	3	11	19

Pr. Stargard.

Die Anstalt ist für Kranke, arme Waisenkinder und Sieche im Jahre 1846 von der Stadt errichtet worden, hat 32 Plätze mit 26 eingerichteten Betten. Den Vorstand bildet die Armendeputation. Anstaltsarzt ist der Kreisphysikus Dr. Merner. An Wärterpersonal 1 Wärter und 1 Wärterin. Der Kostenpreis für einen Verpflegungstag ist auf 0,50 M. festgesetzt.

Die Krankenbewegung und Verpflegungsdauer in den Berichtsjahren 1883 und 1884 war folgende:

Berichts-jahr	Bestand am 1. Januar		Zugang		Summa der Ver-pflegten	Abgang		Davon durch Tod	Zahl der Verpfle-gungstage eines Kranken	Alters-schwache Sieche	Waisen
	m.	w.	m.	w.		m.	w.				
1883	10	4	143	38	195	144	40	15	33	4	5
1884	9	2	141	35	187	136	33	8	25	5	12

Ausser dem Stadtlazareth existirt noch das Garnisonlazareth. Es ist im Jahre 1774 errichtet und gegenwärtig auf 30 Betten eingerichtet. Chefarzt ist der Assistenzarzt I. Klasse Dr. Michaelis. Die Zahl der Verpflegten betrug durchschnittlich im Jahre etwa 127.

Wegen Unterbringung von Cholerakranke, Soldatenfrauen und Kinder der Garnison in das städtische Lazareth sind mehrfach Verhandlungen gepflogen und dahin zum Abschluss gebracht worden, dass der Magistrat die Aufnahme solcher Personen nicht verweigert, soweit die Räumlichkeiten von Personen der Civilbevölkerung nicht vollständig belegt sind. Auf eine Verpflegung unter allen Umständen für die Unterbringung von Militärpersonen Sorge zu tragen, hat der Magistrat nicht eingehen wollen und kann dazu im Aufsichtswege nicht angehalten werden.

Dirschau.

Das städtische Krankenhaus ist im Jahre 1840 von der Stadt errichtet worden. Es hat 42 Betten, 32 für Männer, 10 für Frauen. Vorstand ist der Magistrat, Arzt Dr. Scheffler; Wärterpersonal sind 1 Wärter und 1 Wärterin.

Die Krankenbewegung und Verpflegungsdauer im Berichtsjahre 1883 war folgende:

Berichts-jahr	Bestand am 1. Januar		Zugang		Summa der Ver-pflegten	Abgang		Davon durch Tod	Zahl der Verpfle-gungstage eines Kranken	Datum und Zahl des höchsten Krankenbestandes	
	m.	w.	m.	w.		m.	w.			Datum	Zahl
1883	19	9	190	55	273	176	52	17	32	10. Februar	42

Pelplin.

Das St. Josephs-Krankenhaus ist im Jahre 1862 von einem Privatcomité errichtet worden, hat 67 Plätze mit 52 eingerichteten Betten, 34 für Männer, 18 für Frauen und einen Verpflegungssatz von 0,80 bis 3 M. für den Tag, je nach den Ansprüchen. An der Spitze steht ein Verwaltungsrath. Die ärztliche Leitung liegt in den Händen des praktischen Arztes Dr. von Paczkowski. Das Wärterpersonal besteht aus 9 barmherzigen Schwestern, Vinzentinerinnen aus dem Mutterhause in Kulm, 2 Wärter und 1 Wärterin.

Die Anstalt besitzt eine Dispensiranstalt, in welcher in der Regel eine Schwester als geprüfte Apothekerin fungirt.

Die Krankenbewegung und Verpflegungsdauer in den Berichtsjahren 1883 und 1884 war folgende:

Berichts-jahr	Bestand am 1. Januar		Zugang		Summa der Ver-pflegten	Abgang		Davon durch Tod	Zahl der Verpfle-gungstage eines Kranken	Datum und Zahl des höchsten Krankenbestandes	
	m.	w.	m.	w.		m.	w.			Datum	Zahl
1883	21	6	158	50	235	166	48	24	31	10. März	35
1884	13	8	160	106	287	155	108	37	26	5. August	35

Die Frequenz in allen 3 Krankenhäusern des Pr. Stargarder Kreises für das Jahr 1885 ergiebt sich aus nachstehender Tabelle:

Ort	Name des Krankenhauses	Be-stand ult. De-zem-ber 1884	Auf-ge-nom-men 1885	Es litten an		Es wurden entlassen		Es star-ben	Be-stand ult. De-zem-ber 1885	Durch-schnittszahl der Verpflegungs-tage pro Kopf
				innere	äussere	geheilt	un-geheilt			
				Krankheiten						
Dirschau . . .	Stadtlazareth . .	40	244	196	88	217	10	19	18	22
Pelplin	St. Joseph-Haus	24	263	168	119	200	54	33	13	26
Pr. Stargard .	Stadtlazareth . .	12	161	102	81	155	16	12	9	14
Summa		76	678	466	288	572	80	64	38	
			754	754		754				

Im Anschluss an die eigentliche Krankenanstalten stehen die Kaltwasserheilanstalt in Reimansfelde und die im diesseitigen Bezirk gelegenen Seebadeanstalten, deren Frequenz 1885 folgende war:

Es war besucht:

1. Broesen von . . . . 120 Personen,
2. Kahlberg von . . . . 1 096 „
3. Neufahrwasser (einschliesslich Westerplatte) von . . . . 402 „
4. Zoppot von . . . . 4 959 „
5. die Kaltwasserheilanstalt Reimansfelde von . . . . 20 „

Die Einrichtungen der Seebäder werden auch bezüglich der Rettungsapparate einer Revision unterzogen. Die Kaltwasserheilanstalt in Reimansfelde, deren Lage am Haff vortrefflich, deren Einrichtung beschränkt und deren Frequenz nicht bedeutend ist, ist von dem Eigenthümer an den praktischen Arzt Dr. Pachnio verpachtet worden. Demselben ist vom Bezirksausschuss die Konzession zur Leitung der Anstalt ertheilt worden.

Ueber Leichenschau und Begräbnisswesen fand sich den früheren Berichten nichts Wesentliches hinzuzufügen. — Die Zahl der genehmigten Kirchhofsneuanlagen resp. Erweiterungen beziffert sich auf 15.

Medizinal-Personen-Statistik.

Nachweisung
der Aerzte nach ihrer Vertheilung in den einzelnen Kreisen am Schluss des Jahres 1885.

Kreise	Flächen-Inhalt Hectare	Bevölkerung	Zahl der Orte, in welchen Aerzte wohnen	Zahl der Aerzte ult. Dezember 1884	Zahl der Aerzte ult. Dezember 1885	Auf je einen Arzt kommen Einwohner	Wundärzte II. Klasse	Zahnärzte	Bemerkungen über Ausübung der ärztlichen Praxis durch Laien resp. nicht einheimisch approbirten Personen
Berent	123 673	46 324	2	4	5	9 271	.	.	Wegen der geringen Vermögensverhältnisse und der weiten Entfernungen wird die ärztliche Hülfe auch von Laien ausgeübt und von der Bevölkerung in Anspruch genommen. Insbesondere macht sich ein Pfarrer als Berather in vielen Krankheitsfällen geltend. Er vertritt die abgethanene Theorie des Weichselzopfs und behandelt darnach, nicht ohne Entschädigung dafür zu nehmen. Das Verfahren hat schon dem Königlichen Staats-Anwalt zur näheren Prüfung vorgelegen, ohne dass bisher ein strafrechtliches Einschreiten erfolgen konnte.
Carthaus	139 656	58 824	1	2	3	19 608	.	.	Die ärztliche Praxis wird aus gleichen Gründen, wie im Berenter Kreise auch hier häufig von nicht approbirten Personen ausgeübt. Es kam vor, dass gegen Krätze nur innerlich homöopathische Pillen einer ganzen Familie verordnet wurde.
Landkreis Danzig	105 439	81 550	7	9	9	9 061	.	.	Ueber die Ausübung der ärztlichen Praxis durch nicht approbirte Personen ist nichts näheres bekannt geworden. Ausgeschlossen darf dessen ungeachtet dieser Betrieb der ärztlichen Praxis nicht angesehen werden.
Stadtkreis Danzig	1 974	114 822	5	71	70	1 640	4	3	Die Freigebung der ärztlichen Praxis hat hier mehrfach Vertreter eines gewerbsmässigen Betriebes derselben durch Laien gefunden. Im Anschluss daran stehen die zahlreichen Ankündigungen von Heilmitteln gegen Leiden aller Art die von Geschäftsinhabern ausgehen. Bestrafungen wegen unbefugten Feilhaltens und Verkaufs solcher Mittel sind auch mehrfach erfolgt, helfen jedoch dem Uebel nicht ab. In wieweit die offiziellen Bekanntmachungen über die Nichtigkeit derartiger Mittel dagegen Abhülfe gewähren, lässt sich bis jetzt noch nicht sicher feststellen.
Landkreis Elbing	60 763	37 378	2	3	2	18 789	.	.	Ueber die Ausübung der ärztlichen Praxis durch Laien liegen nähere Mittheilungen nicht vor.
Stadtkreis Elbing	1 238	38 286	1	20	18	2 121	.	.	Im Elbinger Stadtkreis liegen die Verhältnisse ähnlich wie im Danziger Stadtkreis.
Marienburg	81 128	59 812	6	14	14	4 272	.	.	Geistliche und Lehrer auf dem Lande kuriren mehrfach homöopathisch; auch beschäftigt sich ein Heildiener in nicht unerheblichem Umfang mit der Ausübung der ärztlichen Praxis.
Neustadt	143 282	64 733	5	11	11	5 844	.	.	Von der Freigebung der ärztlichen Praxis wird hier kein Gebrauch gemacht.
Pr. Stargard	137 223	76 944	5	15	14	5 495	.	.	Auch in diesem Kreise liegen nähere Mittheilungen über die Ausübung der Praxis von Laien nicht vor.

Die für Wiederbelebungsversuche ausgesetzten Prämien sind

pro 1883 in 3 Fällen = 60 M.,
„ 1884 „ 1 Falle = 30 „
„ 1885 „ 3 Fällen = 45 „

zur Auszahlung an Aerzte gelangt.

Aerzte, Zahnärzte des diesseitigen Bezirks sind wegen gemeiner Vergehen etc. nicht in den Anklagezustand während der Berichtsjahre versetzt worden. Es sind deswegen auch von den Staatsanwälten in Gemässheit der §§ 10 und 12 des Justiz-Ministerialreskripts vom 25. August 1879 dem Regierungspräsidenten keine Anzeigen gemacht worden. Uebertretungen der für den hiesigen Bezirk unter dem 12. Januar 1876 erlassenen Polizeiverordnung, betreffend die Meldepflicht beim Zu- und Abgang der Aerzte etc. sind vorgekommen.

Die Hebeammen.

Die allgemeine Verfügung vom 2. Juni 1875 insbesondere ist gegenwärtig ersetzt durch die allgemeine Verfügung vom 3. August 1883, betreffend die künftige Stellung der Hebeammen, und durch die dazu ergangene Instruktion von gleichem Datum, wodurch das Hebeammenwesen eine entsprechende Umgestaltung gewonnen hat.

Die Ausbildung der Hebeammen geschieht im hiesigen Provinzialhebeammeninstitut. Ueber die Anträge auf Zulassung zu den Lehrkursen entscheidet der Landesdirektor. Der Unterricht im hiesigen Institut wird von dem Direktor, Medizinalrath und Geheimen Sanitätsrath Dr. Abegg, und einem Assistenzarzt ertheilt. Die Prüfung wird von einer Kommission, welche aus dem Direktor, dem Assistenzarzt der Anstalt und abwechselnd aus einem der beiden Regierungs-Medizinalräthe der Provinz zusammengesetzt ist, abgehalten.

Eine Zahlenübersicht über die Frequenz und Ereignisse im Jahre 1884 ergiebt sich aus den nachstehenden Tabellen.

1. Uebersicht der Gebärenden.

Alter	I. parac.	II. parac.	III. parac.	IV. parac.	V. parac.	VI. parac.	VII. parac.	VIII. parac.	IX. parac	X. parac.	XI. parac.	Summa
17 Jahre	1	.	.	.	.	.	.	.	.	.	.	1
18—20 „	28	4	.	.	.	.	.	.	.	.	.	32
21—25 „	65	55	9	1	1	.	.	.	.	.	.	131
26—30 „	11	27	13	3	.	.	1	.	.	.	.	55
31—35 „	3	12	3	4	2	2	1	2	.	1	.	30
36—40 „	.	2	1	3	1	.	.	2	2	1	.	12
41—45 „	2	3	1	.	.	.	1	.	1	.	1	9
Summa	110	103	27	11	4	2	3	4	3	2	1	270

2. Fruchtlagen.

Lagen	Knaben	Mädchen	Summa
Unbestimmte Schädellage	1	3	4
1. Schädellage	92	94	186
2. Schädellage	25	34	59
1. Vorderscheitellage	.	2	2
2. do.	1	.	1
2. Stirnlage	1	.	1
2. Gesichtslage	.	1	1
Unbestimmte Steisslage	1	.	1
1. Steisslage	3	3	6
2. do.	.	4	4
Unbestimmte Fusslage	2	.	2
2. Fusslage	.	2	2
1. Schulterlage	3	.	3
2. do.	1	.	1
Summa	130	143	273

3. Reife der Früchte.

	Zeitig		Frühzeitig			Unzeitig			Summa
	lebend	todt	lebend	todt	todtfaul	lebend	todt	todtfaul	
Knaben	113	5	4	.	1	1	1	5	130
Mädchen	125	.	6	1	2	4	1	4	143
Summa	238	5	10	1	3	5	2	9	273

4. Nabelschnur-Umschlingungen um den Hals.

	Einfach			Zweifach		Vierfach	Summa
	lebend	scheintodt	todt	lebend	scheintodt	scheintodt	
Knaben	9	4	1	9	1	.	24
Mädchen	18	1	.	4	2	1	26
Summa	27	5	1	13	3	1	50

Es kamen also 18 Knaben, 22 Mädchen = 40 Kinder lebend,
  5 „ 4 „ = 9 „ scheintodt
zur Welt. Letztere wurden alle wiederbelebt, nur 1 Knabe war todt.

5. Zwillingsgeburten fanden 4 statt, über die schon berichtet ist.

6. Die Nachgeburt musste 4mal innerlich gelöst werden, 3mal wegen Verwachsung, 1mal wegen Krampf des innern Muttermundes, 11mal wurde sie durch die Nachgeburtwehen allein, 254mal nach Credé durch äusseren Handgriff entfernt.

7. Die Zange wurde 17mal angelegt, wegen Wehenschwäche und Schwächerwerden der kindlichen Herztöne. Eine Mutter (No. 237), I para, starb am 12. December 1884 an Peritonitis und Bronchitis, die andern 18 blieben gesund; ein Knabe starb während der Geburt, die übrigen 12 Knaben, 6 Mädchen lebten.

8. Die künstliche Frühgeburt und Wendung wurde 2mal wegen bedeutender Beckenenge vorgenommen, 1mal am 15.—19. September, wie schon berichtet (lebender Knabe); 1mal am 17. November nur für die Mutter mit günstigem Erfolge, während das 1970 gr schwere, 43 cm lange Mädchen nach 2 Tagen starb.

9. Die Wendung war ausserdem 3mal wegen Schulterlage schon abgestorbener Knaben erforderlich; die Mütter blieben gesund.

10. Die Dammnaht wurde 32mal bei Rissen von mehr als 1 cm ausgeführt.

Zahl der Nähte	Erst-gebärende	Mehr-gebärende	Vollständig geheilt	Theilweise geheilt	Nicht geheilt
1	5	1	6	.	.
2	8	4	11	1	.
3	5	.	5	.	.
4	4	1	3	1	1
5	2	.	2	.	.
6	1	.	1	.	.
8	1	.	1	.	.
Summa	26	6	29	2	1

29 heilten also ganz, 2 theilweise, 1 nicht.

11. **Krankheiten der Wöchnerinnen.** 226 blieben ganz gesund.

4 Entbundene starben, 1 an Eklamphie, 1 an Verjauchung einer Blasenmole. Ueber beide ist bereits berichtet. Ferner 2 Primiparae, die eine, mittelst der Zange Entbundene, an Peritonitis und Bronchitis am 12. Dezember, die andere, welche ein frühzeitiges, frischtodtes Mädchen geboren hatte, an Endometritis und Parametritis erkrankt war, am 19. Dezember an Gehirnembolie, nachdem schon in einer Schlagader des linken Oberarms Embolie eingetreten war.

Ausserdem kamen folgende Erkrankungen vor (40 Entbundene): 2 hatten Mastitis zu überstehen. 2 vereinzelte Fälle von Parametritis kamen schon früher vor. 6 erkrankten an Endometritis. 4 litten an Parametritis und Perimetritis. 1 an Scheidenentzündung. 1 an chronischer Nierenentzündung. 1 an Eklamphie. 1 an Spätblutung. 2 an Blutung nach der Geburt. 2 an Intermittens. 18 zeigten vorübergehend erhöhte Temperatur in Folge von Anschwellung der Brüste, 6 in Folge schwerer Entbindung durch Zange. 4 Wendung. 4 vorzeitigen Wasserabfluss. 2 Dammriss. Alle 40 Erkrankten genasen, 1 bezüglich der Entbindung wenigstens; gesund wurden also 266 Wöchnerinnen entlassen.

12. **Krankheiten der Früchte:** Pemphigus fand sich bei 1 Knaben, der nach 24 Stunden starb; ferner deutliche Spuren der in utero überstandenen Krankheit bei 1 Knaben, der nach 2 Tagen starb, Icterus neonatorum bei 34 Kindern, ohne Einfluss auf das Befinden. An Trismus erkrankte und starb 1 Knabe am 6. Tage, an dem der Nabelschnurrest abfiel, warme Bäder brachten nur vorübergehende Besserung, Erysipelas am Nabel eines Mädchens verlief günstig, Cephalhaematom wurde 2 mal, bei 1 Mädchen und bei 1 Knaben beobachtet. Von Ophthalmoblemiorrhoe neonatorum kam unter 245 lebend geborenen Kindern nur 1 Fall vor, welcher günstig verlief.

Der Beginn des durch Ministerial-Verfügung auf 9 Monate festgesetzten Lehrkursus ist von dem Landes-Director auf den 1. Juli 1885 festgesetzt worden.

Der letzte fünfmonatliche Cursus fand vom 1. October 1884 bis Ende Februar 1885 Statt. Es wurden in demselben 27 Schülerinnen ausgebildet, wie nachstende Uebersicht erläutert.

138. Cursus vom 1. Oktober 1884 bis Ende Februar 1885.

Censur	Auf Provinzialkosten		Auf eigene Kosten	Summa
	Regierungs-Bezirk			
	Danzig	Marienwerder		
Genügend	2	3	3	8
Gut	2	6	7	15
Sehr gut	1	1	2	4
Summa	5	10	12	27

Unterrichts-Material.

Die vorhandenen Präparate, sowie geeignete Abbildungen wurden bei dem theoretischen Unterricht, wie bisher, mit Nutzen verwendet. Für die praktische Belehrung der Schülerinnen stellten sich 187 Schwangere zur Untersuchung ein; Geburten ereigneten sich 268, welche sich auf die einzelnen Monate folgendermassen vertheilten:

Januar 28		Transport 101	
Februar 29		Juli 19	
März . . . . . 13 ⎫		August 23	
April . . . . . 22 ⎬ Ferienmonate		September . . . 22	
Mai . . . . . . 5 ⎪		Oktober 33	
Juni . . . . . 4 ⎭		November . . . 41	
Latus 101		Dezember . . . 29	
		Summa 268.	

Davon 260 einfache, 8 Zwillingsgeburten.

2. Uebersicht
der Entbundenen nach Lebensalter und Zahl der überstandenen Geburten.

Alter Jahre	I	II	III	IV	V	VI	VII	VIII	IX	X	XI	XII	XIII	Summa
16—17	2	.	.	.	.	.	.	.	.	.	.	.	.	2
18—20	20	.	.	.	.	.	.	.	.	.	.	.	.	20
21—25	70	35	7	3	.	.	.	.	.	.	.	.	.	115
26—30	18	36	14	5	4	2	1	.	.	.	.	.	.	80
31—35	4	6	2	5	5	1	1	4	.	.	.	.	.	28
36—40	1	4	1	.	2	.	1	2	.	2	1	.	1	15
41—43	.	.	.	1	.	.	1	.	3	.	1	2	.	8
Summa	115	81	24	14	11	3	4	6	3	2	2	2	1	268

Von den Mehrgebärenden waren 62 verheirathet.

3. Fruchtlagen

Lagen	Knaben	Mädchen	Summa
Unbestimmte Schädellage bei unzeitigen Geburten . .	5	2	7
1. Schädellage	80	70	150
2. do.	43	48	91
1. Vorderscheitellage	1	1	2
1. Stirnlage	.	1	1
Unbestimmte Steisslage bei unzeitigen Geburten . . .	1	.	1
1. Steisslage	1	3	4
2. do.	1	6	7
1. Fusslage	3	1	4
2. do.	2	1	3
1. Schulterlage	4	1	5
2 do	1	.	1
Summa	142	134	276

Es wurden demnach 251 Schädellagen, 12 Steisslagen, 7 Fusslagen, 6 Schulterlagen beobachtet.

4. Die Reife der Früchte ergiebt folgende Uebersicht:

	Rechtzeitig		Frühzeitig			Unzeitig			Summa
	lebend	todt	lebend	todt	todtfaul	lebend	todt	todtfaul	
Knaben	110	1	20	1	5	2	1	2	142
Mädchen	103	4	20	2	2	1	1	1	134
Summa	213	5	40	3	7	3	2	3	276

Lebend und lebensfähig wurden also geboren 130 Knaben, 123 Mädchen; lebensunfähig, aber lebend 2 Knaben, 1 Mädchen; todt 10 Knaben, 10 Mädchen.

5. **Nabelschnurumschlingung um den Hals** fand sich 47 Mal, bei 27 Knaben und 20 Mädchen, 40 Mal einfach, 7 Mal doppelt.

	Einfach			Zweifach			Summa
	lebend	scheintodt	todt	lebend	scheintodt	todt	
Knaben	20	2	2	2	1	.	27
Mädchen	11	3	2	3	.	1	20
Summa	31	5	4	5	1	1	47

Von den 5 scheintodten Kindern mit einfacher Umschlingung wurden alle bis auf 1 Mädchen wiederbelebt. Der scheintodte Knabe mit zweifacher Umschlingung wurde belebt. Es blieben am Leben 25 Knaben, 16 Mädchen, also 41 Kinder, eins wurde nicht belebt, 5 wurden todtgeboren, 2 Knaben, 3 Mädchen.

6. **Zwillingsgeburten** ereigneten sich 8. 3 Mal wurden also Knabe und Mädchen, 4 Mal 2 Mädchen, 1 Mal 2 Knaben geboren; 6 Mal das schwerere, 2 Mal das leichtere Kind zuerst. Alle 8 Mütter verliessen gesund die Anstalt, ebenso 9 Kinder, 7 Mädchen und 2 Knaben, während 1 Knabe und 2 Mädchen todtgeboren wurden, 2 Mädchen und 2 Knaben bald verstarben.

7. **Die Entfernung der Nachgeburt** geschah durch äusserliche, manuelle Verstärkung der dritten oder vierten Nachgeburtswehe 256 Mal, durch die in die Gebärmutter eingeführte Hand 5 Mal, darunter 1 Mal bei Placenta praevia, 1 Mal bei fester Adhärenz der Nachgeburt und durch die Wehen allein 7 Mal.

Operationen.

1. **Perforation** war 2 Mal erforderlich.
2. **Die Zange** musste 19 Mal angelegt werden.
3. **Die Wendung** musste 6 Mal ausgeführt werden. 5 Mütter und 3 Kinder, 2 Knaben und 1 Mädchen wurden mithin gesund entlassen, 1 Mutter starb, 3 Kinder wurden todtgeboren, 2 Knaben 1 Mädchen.
4. **Die künstliche Frühgeburt** musste 2 Mal wegen Nephritis der Schwangeren erfolgen.
5. **Dammrisse.** Ein kleiner Riss, unter 1 cm, kam 22 Mal bei 16 Erst- und 6 Mehrgebärenden vor, wurde nicht genäht und heilte bei 17 vollständig, bei 5 theilweise. Ausserdem fanden sich, zum Theil durch ungewöhnliche Grösse des Kindeskopfes, sonst durch Unnachgiebigkeit des Dammes bedingt, 32 Dammrisse, die durch Nähte vereinigt werden mussten, bei 25 Erst- und 7 Mehrgebärenden, 19 Risse heilten vollständig, 12 theilweise.

Krankheiten der Gebärenden und der Wöchnerinnen.

Placenta praevia kam 2 Mal vor, 1 Mal lateralis, 1 Mal centralis. Die Früchte wurden todtgeboren, die erste Mutter genas, die zweite starb an Verblutung, weil die Gebärmutter theilweise gelähmt, trotz subkutaner Aetherinjektion etc. keiner Kontraktion mehr fähig war,

19 mal fand sich Wundsein der Brustwarzen, durch 1% Karbolsäurelösung, oder durch Benzoëtinktur bald geheilt,

9 Mal am 3., 4. Tage einmaliges Fieber in Folge zu schneller Anschwellung der Brüste,

2 Mal Harnverhaltung durch Schwellung der Harnröhre in Folge des während der Geburt erlittenen Druckes, in 3 Tagen gehoben,

3 Mal Spätblutungen nach 8 Tagen bald beseitigt.

2 Fälle von Nephritis sind unter „künstlicher Frühgeburt" bereits besprochen 2 weitere waren, Ipara, 21 Jahre, Ipara 19 Jahre. Erstere wurde geheilt, letztere gebessert entlassen.

Eklampsia parturientium kam 1 Mal, bei einer 20jährigen Ipara vor, und endete nach 2 Tagen tödtlich.

4 Luetische wurden dem Städt. Lazareth überwiesen, Ipara, 23 Jahre Mastitis geheilt entlassen.

Ausserdem wurde Endometritis, Perimetritis, Parametritis beobachtet:

Es starben 4 Mütter in der Anstalt, nach Ausscheidung nur 2 im Wochenbett, und waren erkrankt, mit Ausschluss der beiden an Nephritis krank Aufgenommenen, der 2 mit Placenta paevia und der Eklamptischen 25, von denen 23 genesen, Mortalität $4{,}268 = 1{,}4\%$.

Krankheiten der Früchte.

Augenentzündung Neugeborener kam nach der bei allen lebenden Kindern sofort nach der Geburt ausgeführten prophylaktischen Einträpfelung von 2% Höllensteinlösung nur bei 6 Mädchen und 2 Knaben, also 8 Mal vor.

1 Knabe wurde gebessert, die übrigen 7 Kinder ganz geheilt entlassen.

Bei 4 Kindern zeigte sich die Krankheit am 1. Tage, je einmal am 2., 4., 6., 7. Tage. Diese beiden letzten Fälle sind überdies auszuscheiden, weil der späte Eintritt der Krankheit auf spätere Ansteckung von aussen hinweist, wie sie in dem einen Fall durch übelriechenden Wochenfluss der nicht vorsichtigen Mutter nachgewiesen wurde.

Alle Fälle waren leicht, bis auf den einen, in der Besserung entlassenen, schon nach 3—4 Tagen durch öftere Reinigung der Augen und nochmalige Höllensteinlösung-Einträpfelung geheilt.

Die Frequenz war also 6 : 253 (213 rechtzeitige, 40 frühzeitige lebende Kinder) $2{,}37\%$. Ausserdem trat bei 8 Knaben und 13 Mädchen am 1. oder 2. Tage, leichte, nur durch die Höllensteinlösung bedingte Reizung der Augenliderschleimhaut ein.

Icterus neonatorum

wurde 19 Mal beobachtet, und schwand in einigen Tagen, nachdem sich der durch die Abnabelung alterirte Blutkreislauf regulirt hatte.

Die nachstehende Tabelle gewährt eine Uebersicht über die Frequenz, Verpflegungsdauer und Kosten in den Jahren 1883 und 1884. Die Verpflegung ist unentgeltlich für Unterrichtszwecke.

Berichtsjahr	Bestand am 1. Januar	Zugang	Summa der Verpflegten	Abgang	Davon durch Tod	Zahl der Verpflegungstage einer Wöchnerin	Ausgabe Mark
1883	1	322	323	323	6	12	23 506
1884	0	271	271	263	4	11	20 223

Die Einnahmen im Jahre 1884 setzen sich zusammen aus 4 473 M. eingezahlten Verpflegungsgeldern für Schülerinnen und 15 750 M. Zuschuss der Provinz.

Die Prüfung der Hebammen erfolgt nach Massgabe der §§ 82—85 des Reglements vom 1. Dezember 1825.

Die Verpflichtungen der Hebammen sind im diesseitigen Bezirk durch die nachstehende Polizeiverordnung vom 28. Oktober 1884 geregelt. Diese Verordnung lautet:

Polizei-Verordnung
betreffend die Verpflichtungen der Hebammen.

Auf Grund der §§ 6, 12 und 15 des Gesetzes über die Polizeiverwaltung vom 11. März 1850 (G. S. S. 265), sowie der §§ 137 und 139 des Gesetzes über die allgemeine Landesverwaltung vom 30. Juli 1883 (G. S. S. 195) wird mit Zustimmung des Bezirksausschusses für den Umfang des Regierungsbezirks Danzig verordnet, was folgt:

§ 1. Die Hebammen haben beim Beginn des Gewerbes dem Kreisphysikus (Stadtphysikus) des Kreises ihre Wohnung anzuzeigen und sich unter Vorlegung des Prüfungszeugnisses, der erforderlichen Instrumente und Geräthe, und des Tagebuchs persönlich bei demselben zu melden.

§ 2. Die Hebammen haben bei Ausübung ihres Berufes sich genau nach dem Hebammenlehrbuch, der in demselben enthaltenen Instruktion und den diese abändernden und ergänzenden Bestimmungen zu richten.

§ 3. Die Hebammen haben über die in ihrer Praxis vorgekommenen Entbindungen ein Tagebuch zu führen.

§ 4. Die Hebammen müssen im Besitz der erforderlichen, in gutem Zustand zu erhaltenden Instrumente und Geräthe, der erforderlichen Desinfektionsmittel und des Lehrbuchs sein.

§ 5. Die Hebammen haben jeden Fall von Kindbettfieber, sowie jeden Todesfall einer Gebärenden, die in ihrer Praxis vorkommen, dem Kreisphysikus (Stadtphysikus) anzuzeigen.

§ 6. Die Hebammen haben sich alle drei Jahre einer Nachprüfung vor dem Kreisphysikus (Stadtphysikus) zu unterziehen und beim Nichtbestehen der Prüfung sich in jedem Vierteljahre bis zur Erfüllung der gestellten Anforderungen einer abermaligen Prüfung zu unterwerfen.

§ 7. Hebammen, welche den vorstehenden Verpflichtungen zuwiderhandeln, werden mit einer Geldstrafe bis zu 60 M. bestraft.

Diese Polizeiverordnung tritt 8 Tage nach Bekanntmachung durch das Amtsblatt in Kraft.

Danzig, den 28. Oktober 1884.

Der Regierungspräsident. gez. Rothe.

Die durch die Allgemeine Verfügung vom 6. August 1883 angeordnete statutarische Regelung des Hebammenwesens ist bis jetzt in den Kreisen Berent, Carthaus, Danzig (Landkreis), Marienburg und Neustadt erfolgt. Die in Gemässheit des § 176 No. 1 der Kreisordnung vom $\frac{\text{18. Dezember 1872}}{\text{19. März 1881}}$ erforderliche Allerhöchste Genehmigung ist für den Kreis Berent, Landkreis Danzig, Marienburg und Neustadt ertheilt worden. Die Allerhöchste Genehmigung für den Carthauser Kreis wird voraussichtlich in Kurzem erfolgen. Die übrigen 4 Kreise des Bezirks, nämlich Stadtkreis Danzig, Stadt- und Landkreis Elbing, und Kreis Pr. Stargard haben eine gleiche statutarische Regelung des Hebammenwesens abgelehnt. Als Gründe werden angegeben, dass dazu kein Bedürfniss vorliege, dass die Durchführung nicht ohne eine erhebliche Mehrbelastung zu ermöglichen sei und die dazu nothwendigen Ausgaben durch kein Gesetz vorgeschrieben seien.

Die Bildung von besonderen Hebammenbezirken ist jedoch auch in den Landkreisen Elbing, Pr. Stargard und in dem Stadtkreise Danzig durchgeführt. Die Hebammen werden ferner unterstützt und ist in dem Pr. Stargarder Kreise die zu diesem Zwecke früher bestimmte Summe von 600 M. auf 900 M. jährlich erhöht worden. Im Danziger Stadtkreise trifft die Unterstützung nur solche Hebammen, deren Einnahme aus der Privatpraxis als unzulänglich angesehen worden. Trotzdem ist ein Mangel an geeigneten Persönlichkeiten bei der Wiederbesetzung städtischer Bezirkshebammenstellen nicht hervorgetreten. In dem Elbinger Stadtkreise ist von der Bildung besonderer Hebammenbezirke abgesehen worden. Es ist dort die Einrichtung getroffen, dass eine Anzahl Hebammen ihre Dienstleistungen den armen Kreisenden gegen eine angemessene Entschädigung aus der Armenkasse nach einem bestimmten Tarife zu gewähren hat. In gleicher Richtung greift dort der Unterstützungsverein für hilfsbedürftige Wöchnerinnen sehr nachhaltig ein, so dass dem Bedürfnisse vollständig Genüge geleistet ist, und nach § 6 der Ausführungsinstruktion in diesem Falle von der Bildung besonderer Hebammenbezirke daher wohl Abstand genommen werden kann.

Auch hier wie in den anderen Fällen, wo die statutarische Regelung abgelehnt worden, ist jedoch darauf hingewiesen, dass der Zweck der allgemeinen Verfügung des Herrn Ministers der geistlichen etc. Angelegenheiten nicht mit der Sicherstellung genügender Vorkehrungen für das Bedürfniss der Kreisenden abschliesst, sondern dass im Allgemeinen die Lage und Stellung der Hebammen verbessert werde, dass ferner zu diesem Zwecke besondere Dienstbezüge den angestellten Hebammen verliehen und dadurch Persönlichkeiten zur Erlernung der Hebammenkunst gewonnen werden sollen, die von vornherein der gebildeteren Klasse angehörig später eine um so grössere Garantie für die Ausübung dieser Kunst bieten.

Von einer zwangsweisen Durchführung einer statutarischen Regelung des Hebammenwesens in den letzterwähnten 5 Kreisen ist bisher Abstand genommen worden, weil die Verhältnisse wenigstens soweit geordnet sind, dass dem Bedürfnisse Genüge geleistet wird und die rechtzeitige Hilfsleistung bei Kreisenden als gesichert erscheint.

In Rücksicht auf die Bestimmung des § 7 der Instruktion, nach welcher bei der Ausführung der Bestimmung über die Dienstbezüge der Bezirkshebammen mit möglichster Schonung verfahren werden soll, ist einstweilen von Zwangsmassregeln abgesehen worden.

Die Verhältnisse in den einzelnen Landkreisen gestalten sich zur Zeit folgendermassen:

Die höchste Entfernung bis zum Wohnorte der nächsten Bezirkshebamme beträgt:

    1. im Kreise Berent   mit 20 Bezirken bis 10 km,
    2. „   „   Carthaus   „ 22   „   „ 15 „
    3. „   „   Marienburg „ 31   „   „ 6 „
    4. „   „   Neustadt   „ 28   „   „ 7 „

5. In dem Danziger Landkreise sind 46 Bezirke gebildet.

6. In dem Elbinger Landkreise bestanden bereits 1867 — 22 Bezirke.

7. Im Kreise Stargard sind im Jahre 1884 ausser den Städten Stargard und Dirschau 22 Bezirke gebildet worden.

Für die ad 5—7 aufgeführten Kreise liegen augenblicklich zwar keine näheren Angaben über die Maximalentfernungen bis zum Wohnorte der nächsten Bezirkshebamme vor, es darf aber angenommen werden, dass diese Entfernung keine unzulässig grosse ist, und dass die rechtzeitige Hilfsleistung bei Kreissenden als gesichert erscheint. Es kommt in letzterer Beziehung in Betracht, dass in den einzelnen Kreisen auch noch freipraktizirende Hebammen, ausser den angestellten Hebammen fungiren. Für die Kreise Carthaus und Berent würde die Vermehrung der Hebammen zur Verminderung der Entfernungen erspriesslich sein und ist dies auch diesseits angeregt worden; doch scheitert die Besetzung der Stellen daran, dass die Existenz der Hebammen der zerstreut wohnenden Bevölkerung und wegen Armuth derselben nicht gesichert ist, und daher keine Bewerberinnen sich finden.

An Geldmitteln sind durch die statutarischen Festsetzungen zunächst bewilligt:

1. Im Kreise Berent,

an jährlichem Gehalt 30—50 M., welches nach bestimmten Zeitabschnitten bis zu 90 M. steigen kann. Ferner nach 30jähriger guter Dienstführung eine jährliche Unterstützung bis zur Hälfte des bezogenen Gehalts.

Wird diese Leistung für jede Bezirkshebamme auch nur auf 45 M. angenommen, so ergiebt sich bei den vorhandenen 20 Bezirken eine jährliche Aufwendung von 900 M.

2. Im Kreise Carthaus

jeder Bezirkshebamme ein jährliches Gehalt von 40 M. oder für die gebildeten 22 Bezirke 880 M. jährlich. Eingestellt in den Kreisetat sind einschliesslich der Unterstützungen überhaupt 1 200 M. jährlich.

3. Im Landkreise Danzig

werden die Aufwendungen an Gehältern (— 30—60 M. jährlich —) mit 2 460 M. von dem Kreislandrathe veranschlagt. Die ausserdem noch etwa zu gewährenden Unterstützungen sollen den Betrag von 1 000 M. jährlich nicht übersteigen.

4. Im Kreise Marienburg.

Jede Bezirkshebamme erhält ein Gehalt von 15 M. jährlich und event. nach 30jähriger Dienstzeit eine nicht näher bestimmte jährliche Unterstützung. Bei 31 Bezirken und etwa 20 M. für jede Hebamme ergeben sich jährlich 620 M.

5. Im Kreise Neustadt.

Für jede Bezirkshebamme ist eine von 5 zu 5 Jahren um 10 M. bis äussersten Falls auf 100 M. steigende Beihilfe von jährlich 30 M. bewilligt.

Mit 45 M. für jede Hebamme ergiebt dies bei 28 Bezirkshebammen eine Leistung von jährlich mindestens 1 260 M.

Ferner ist den Hebammen nach 30jähriger Dienstzeit ausserdem noch eine nicht näher bestimmte Unterstützung als Altersversorgung in Aussicht gestellt.

Für den Elbinger Landkreis sind zu Hebammenunterstützungen in den Kreisetat 400 M. jährlich eingestellt.

Zu den vorerwähnten Aufwendungen für Bezirkshebammen treten endlich noch hinzu die Kosten für die Anschaffung und Unterhaltung der geburtshilflichen Apparate, die Kosten für die Lehrbücher, die Tagebücher und die Vergütungen für die Reisen zu den vorgeschriebenen periodischen Nachprüfungen und dergleichen mehr.

Was die Kreise Berent und Carthaus betrifft, so muss auf eine Verringerung der weiten Entfernungen zwischen den Wohnplätzen der Hebammen und solchen der Bezirkseingesessenen noch hingewirkt werden. Nach den statistischen Ermittelungen innerhalb des letzten fünfjährigen Zeitraums 1879—1883 betrug die Zahl der im Kindbett gestorbenen Personen bei je 10000 Geburten im Kreise Berent 79 und im Kreise Carthaus 80. Dadurch ist für den ganzen Danziger Regierungsbezirk die Höhe von 68 erlangt, während dieselbe für den ganzen Staat nur 57 sonst beträgt.

Die für den diesseitigen Bezirk bei den erforderlich gehaltenen Demonstrationsmittel zu Hebammennachprüfungen waren: 6 lederne Kindespuppen, 6 skelettirte weibliche Becken nebst Kindeskopf und 2 Phantome, das eine für die Nachprüfungen der Hebammen im Neustädter, das andere für die im Carthauser Kreise. Die Kindespuppen sind inzwischen eingegangen.

Die Vertheilung der Hebammen in den einzelnen Kreisen des Bezirks am Schluss des Jahres 1885 ergiebt sich aus nachstehender Tabelle:

Kreise	Zahl der Orte, in welchen Hebammen sind	Zahl der Hebammen ult. Dezember 1884	Zahl der Hebammen ult. Dezember 1885	Davon sind Bezirks-Hebammen	Auf je eine Hebamme kommen Einwohner	Bemerkungen
Berent	15	20	21	20	2207	Durch die Besetzung mehrerer Stellen mit approbirten Hebammen ist die Pfuscherei erheblich eingeschränkt.
Carthaus	18	21	22	22	2673	Die Pfuscherei macht sich bemerkbar, jedoch sind Bestrafungen in letzter Zeit nicht vorgekommen.
Landkr. Danzig	44	45	51	45	1597	Fälle von gewerbsmässiger Ausübung der Hebammenkunst durch nicht approbirte Personen sind nicht bekannt geworden.
Stadtkr. Danzig nebst Vorstädten: Langfuhr Neufahrwasser Schidlitz Schellingsfelde Stadtgebiet St. Albrecht	7	94	83	33	1384	Kein Fall von Hebammenpfuscherei ist bekannt geworden.
Landkr. Elbing	23	26	26	30	1437	Gewerbsmässige Ausübung der Hebammenkunst durch nicht approbirte Personen ist nicht vorgekommen.
Stadtkr. Elbing	1	21	21	20	1823	Hebammenpfuscherei ist nicht vorgekommen.
Marienburg	32	46	46	31	1300	Ein bei der Amts-Anwaltschaft in P. beantragtes Verfahren gegen die Arbeiterfrau B., welche in erheblichem Umfang Hebammenpfuscherei betrieb, ist abgelehnt worden, weil sie nur in der Noth Hülfe geleistet habe, nachdem sie darum angerufen war.
Neustadt	25	28	29	24	2232	Hebammenpfuscherei ist stark vertreten, jedoch noch nicht bestraft.
Pr. Stargard	23	30	31	28	2482	Dass Hebammenpfuscherei zur Bestrafung gekommen ist, ist nicht bekannt geworden.

Es ist in Betreff der Hebammenpfuscherei darauf aufmerksam gemacht worden, dass Frauen, welche mehrmals Hebammendienste verrichtet haben, ohne im Besitz eines Prüfungszeugnisses zu sein, wegen unbefugter Ausübung des Hebammengewerbes strafbar sind, selbst wenn in mehreren Fällen ein Nothstand und nur in einem Falle ein solcher nicht vorgelegen hat. Auch sind zur Feststellung der Gewerbsmässigkeit solche Fälle zu berücksichtigen, die, wenn sie allein Gegenstand der Verfolgung wären, verjährt sein würden.

Die Nachprüfungen der Hebammen, sowohl der Bezirks- als der Freipraktizirenden, geschehen nach einem dreijährigen Turnus, so dass alljährlich $1/3$ zur Prüfung gelangt. Das Ergebniss dieser Prüfungen kann im Allgemeinen als befriedigend erachtet werden. Nur in einzelnen Fällen hat das mangelhafte Resultat zu besonderen Rügen Anlass gegeben. Bestrafungen der Hebammen wegen Verabsäumung ihrer Pflichten, auf Grund der oben erwähnten Polizei-Verordnung, haben nicht stattgefunden. Entlassung aus dem Dienstverhältniss ist bei einer Bezirkshebamme vorgekommen. Die Anzeigen von Kindbettfieber sind mehrfach geschehen; nur in dem oben erwähnten Falle der Dienstentlassung einer Bezirkshebamme hat in dieser Beziehung eine Unterlassung stattgefunden und eine wahrscheinliche Uebertragung des Contagiums auf 2 andere Wöchnerinnen.

Verstösse gegen die gewerblichen Berufspflichten, die in den §§ 222, 230, 278 und 300 des Strafgesetzbuchs, in den §§ 17 und 18 des Reichsgesetzes über die Beurkundung des Personenstandes vom 6. Februar 1875, im § 348 der Civil-Prozess-Ordnung vom 30. Januar 1879, betreffend die Berechtigung zur Verweigerung eines Zeugnisses enthalten sind, sind nicht zur Kenntniss gekommen. Ueber die im vorigen Generalbericht erwähnte, auf Grund des § 219 des Strafgesetzbuchs zur Untersuchung gezogene Hebamme ist Seitens der Königl. Staats-Anwaltschaft weiter keine Benachrichtigung gegeben worden. In neuester Zeit ist gegen 2 Hebammen der Antrag auf Entziehung des Prüfungszeugnisses, in dem einen Falle wegen unsittlichen Lebenswandels, in dem anderen Falle wegen Pflichtverletzung gestellt worden. In dem letzteren Falle ist das Gutachten des Medizinal-Kollegii vom Bezirks-Ausschuss eingefordert worden. (§§ 30, 2. 53, 2 der Reichs-Gewerbe-Ordnung. § 120, 5 des Gesetzes vom 1. August 1883.) Nach der Entscheidung des Ober-Verwaltungs-Gerichts vom 2. April 1884 sind unter dem Ausdruck „Vorschriften dieses Gesetzes im § 53, 2 der Reichs-Gewerbe-Ordnung" nicht nur die in die Gewerbe-Ordnung aufgenommenen Vorschriften, sondern auch alle landesgesetzlichen, durch die Gewerbe-Ordnung aufrecht erhaltenen Vorschriften zu verstehen (sittlicher Lebenswandel etc.).

Heildiener.

In den Berichtsjahren 1883—1885 sind Befähigungszeugnisse gedachter Art nur in 3 Fällen ertheilt worden. Auch sind solche Männer, welche in einer Krankenanstalt ihre Vorbildung zur Ablegung der Heildiener nachgesucht haben, hinlängliche Zeit darin verblieben sind, und gleichzeitig der Krankenpflege obgelegen haben, nicht vorhanden gewesen, denen ein Befähigungszeugniss für die doppelte Qualifikation als geprüfte Heildiener und Krankenpfleger zuerkannt worden wäre. (cfr. Ministerial-Reskript vom 14. Februar 1876). Ein in neuester Zeit vorgekommener Fall, dass ein Barbier seine Befähigung als Heildiener durch eine Prüfung beim Kreisphysikus nachwies, jedoch keine Anstalt vorher zu seiner Ausbildung besucht hatte, wurde zur Ausstellung des Befähigungszeugnisses nicht geeignet gehalten, weil der § 1 der Anlage a. zur Ministerial-Verfügung vom 27. März 1852 die praktische Ausbildung in Civil- oder Militärkrankenhäusern als Vorbedingung enthält. Die Möglichkeit der Erlangung jener doppelten Qualifikation ist seiner Zeit den Vorständen der Krankenhäuser des diesseitigen Bezirks, sowie den Landräthen mitgetheilt worden.

Die Zahl der geprüften beziehentlich mit einem Zeugniss versehenen Heildiener im Danziger Bezirk ergiebt sich nach ihrer Vertheilung in den einzelnen Kreisen aus folgender Tabelle:

Kreise	Zahl der Orte, an welchen sich Heildiener befinden	Zahl der Heildiener	Zahl der Hühneraugen-Operateure	Bemerkungen
Berent	2	2	.	
Carthaus	1	1	.	
Landkreis Danzig	.	.	.	
Stadtkreis Danzig	1	8	2	
Landkreis Elbing	.	.	.	
Stadtkreis Elbing	1	3	.	
Marienburg	2	2	.	
Neustadt	1	3	.	
Pr. Stargard	2	4	.	
Summa	10	23	2	

Eine Entziehung des Prüfungszeugnisses hat nicht stattgefunden.

Krankenpflegerinnen.

Die Vorstände der grösseren Krankenanstalten in Danzig und Elbing erklärten sich zur Kreirung von Freistellen unter der Bedingung bereit, dass die Zöglinge sich verpflichten, während der Ausbildungszeit, soweit dies mit ihrer Ausbildung vereinbar ist, sich zu Zwecken der Krankenpflege in der Anstalt verwenden zu lassen und den Anordnungen des vorgesetzten ärztlichen und Inspektionspersonals unweigerlich Folge zu leisten. Wegen Ueberweisung qualifizirter Personen behufs Aufnahme in die Krankenanstalten zur Ausbildung in der Krankenpflege, sowie wegen Anordnung der von denselben abzulegenden Prüfung u. s. w. erging für den diesseitigen Bezirk das noch gegenwärtig in Kraft bestehende und zur Zeit durch das Amtsblatt publizirte Reglement vom 12. Mai 1876. Dasselbe bestimmt:

§ 1. Zur Ausbildung in der Krankenpflege werden in der Regel nur solche Personen zugelassen, welche nicht über 40 Jahre alt, gesund und kräftig, völlig unbescholten und des Lesens und Schreibens kundig sind.

§ 2. Die Anträge auf Zulassung sind nach der obwaltenden Vakanz der Freistellen an den Magistrat in Danzig, resp. an den Magistrat in Elbing zu richten.

§ 3. Die Zulassung ist abhängig von der Beibringung:
1. eines Kreisphysikats-Attestes über die im § 1 bezeichnete körperliche und geistige Befähigung des Bewerbers oder der Bewerberin,
2. eines Geburtsscheines,
3. eines Zeugnisses der Ortsbehörde über Unbescholtenheit und gute sittliche Führung und
4. eines Impf- und Revaccinationsscheins.

§ 4. Die Dauer der Ausbildung in der Krankenanstalt beträgt nicht unter 5 bis 6 Monate.

§ 5. Die Bewerber wohnen während der Ausbildung in der Anstalt, erhalten die erforderliche Anleitung und Unterweisung in der Krankenpflege, haben sich nach Anweisung in der Pflege der Kranken und an allen dazu gehörigen Dienstleistungen, insbesondere auch Nachtwachen zu betheiligen und sind den Anordnungen der Aerzte, Vorsteher und Beamten der Anstalt pünktlich Folge zu leisten, auch die Hausordnung gewissenhaft zu beobachten verpflichtet. Beharrliche Unfolgsamkeit, sowie grobe Vergehen gegen die Hausordnung haben sofortige Entlassung zur Folge.

§ 6. Nach beendeter Ausbildung wird von dem dirigirenden Anstaltsarzt die Prüfung anberaumt.

Dieselbe findet in der Anstalt vor einer aus dem Königl. Kreisphysikus und aus dem Anstaltsarzt bestehenden Kommission statt und hat sich über das gesammte Gebiet der Krankenpflege zu erstrecken. Gleichzeitig haben die Examinanden auch ihre Geschicklichkeit in den erforderlichen Verrichtungen der sogenannten kleinen Chirurgie nachzuweisen.

§ 7. Am Schluss der über die Prüfung von dem Kreisphysikus aufzunehmenden und uns einzusendenden Verhandlungen haben die Kommissarien ihr Urtheil über die erlangte Befähigung abzugeben, worauf denjenigen, welche die Prüfung bestehen, von uns

„das Befähigungszeugniss als geprüfte Krankenpfleger resp. Krankenpflegerinnen"

mit der Massgabe ertheilt wird, dass der Inhaber sich innerhalb der Grenzen der erworbenen Befähigung hält und namentlich sich nicht mit dem selbstständigen Kuriren von Krankheiten befasst, widrigenfalls ihm das Befähigungszeugniss und damit das Recht, sich als geprüfter Krankenpfleger resp. Pflegerin zu bezeichnen, gemäss der §§ 53 und 54 der Gewerbeordnung wieder entzogen wird.

§ 8. Bei ungenügendem Ausfall der Prüfung kann dieselbe erst nach Ablauf dreier Monate wiederholt werden.

§ 9. Für die Abhaltung der Prüfung ist von jedem Examinanden eine Gebühr von 18 Mk. vorher zu entrichten, welche zu gleichen Theilen den Prüfungskommissarien zufällt.

§ 10. Diejenigen, welche nach erlangter Befähigung sich niederzulassen und die Krankenpflege in den Wohnungen der Erkrankten berufsmässig auszuüben beabsichtigen, haben sich unter Vorzeigung des Befähigungszeugnisses bei der Ortsbehörde und dem Kreisphysikus anzumelden.

§ 11. Ausnahmsweise werden auch Personen, welche den Nachweis führen können, dass sie in grösseren Krankenanstalten mindestens ein Jahr lang in der Krankenpflege sich mit Erfolg ausgebildet haben, zur Prüfung zugelassen. Derartige Anträge auf Zulassung zur Prüfung sind unter Beifügung des gedachten Nachweises an uns zu richten.

Uebersicht
der ausgebildeten Krankenpfleger und Krankenpflegerinnen.

Kreise	Zahl der Krankenpfleger und Pflegerinnen	Diakonissinnen	Barmherzige oder andere Ordensschwestern	Angehörige anderer Genossenschaften und Vereine für Krankenpflege, welche zu diesem Behufe von den Genossenschaften beziehentlich Vereinen verwendet worden
Berent	.	.	14	.
Carthaus	1	.	.	.
Landkreis Danzig . .	1	.	.	.
Stadtkreis Danzig . .	26	25	12	4
Landkreis Elbing . .	.	.	.	Eine Niederlassung von den grauen Schwestern „der heiligen Elisabeth" zur Ausübung der ambulanten Krankenpflege in Danzig ist in Antrag gebracht worden.
Stadtkreis Elbing . .	3	3	.	Eine Niederlassung von Catharinerinnen aus Braunsberg, deren Zahl noch nicht feststeht, ist für Pancritz-Kolonie (Landkreis Elbing) genehmigt worden.
Marienburg	.	6	4	.
Neustadt	.	3	4	.
Pr. Stargard	.	.	14	.
Summa	31	37	48	4

Aerztliche Vereine.

Ein ärztlicher Verein existirt in Danzig im Anschluss an die Naturforschende Gesellschaft. Derselbe hält in unbestimmten Zwischenräumen seine Sitzungen. Vorsitzender dieses Vereins ist der Medizinalrath Dr. Abegg. Ein zweiter ärztlicher Verein findet sich in Elbing. Zu demselben gehören sämmtliche Aerzte der Stadt. Im Winter werden regelmässig in jedem Monat zwei Sitzungen abgehalten, wobei wissenschaftliche Vorträge gehalten, interessante Kranke vorgeführt und Standesinteressen besprochen werden.

Medizinal-Beamten-Personal.

Im Anschluss an die vorstehenden summarischen Nachweisungen der Aerzte und des medizinischen Hülfspersonals, sowie der wissenschaftlichen Vereine im diesseitigen Bezirk folgt im Nachstehenden zunächst eine

Namentliche Nachweisung
der Kreis-Physiker und Kreis-Wundärzte am Schluss des Jahres 1885.

Kreis	Kreis-Physikus		Kreis-Wundarzt	
Berent	Dr. Rummel	1868	Dr. Schuhmann	1841
Carthaus	„ Koenig	1875	vacat	
Danzig, Land . . .	„ Freymuth	1877	„ Farné	1878
Danzig, Stadt . . .	„ Glaser	1854	„ Semon	1872
Elbing, Land Elbing, Stadt	„ Deutsch	1884	„ Ilgner, ad interim.	
Marienburg	„ Wilczewski	1850	„ Wodke	1884
Neustadt	„ Hasse	1885	„ v. Tesmar	1883
Pr. Stargard . . .	„ Merner	1867	Masurke	1864

Ueber die Zahl der in den Berichtsjahren vorgekommenen gerichtlichen Obduktionen und gerichtlichen Gemüthszustandsuntersuchungen in den einzelnen Kreisen giebt die folgende Tabelle Aufschluss.

Physikat	Zahl der gerichtlichen Obduktionen			Zahl der gerichtlichen Gemüthszustands-Untersuchungen		
	1883	1884	1885	1883	1884	1885
Berent	3	5	6	2	0	1
Carthaus	7	8	10	0	0	0
Danzig, Land . . .	12	14	17	6	5	6
Danzig, Stadt . . .	19	31	28	2	0	0
Elbing, Land . . .	3	4	2	0	2	0
Elbing, Stadt . . .	5	13	7	0	6	2
Marienburg	17	11	18	0	3	4
Neustadt	11	7	8	1	5	1
Pr. Stargard . . .	16	15	27	2	0	2

Die Zahl der pro physicatu geprüften Aerzte aus dem diesseitigen Bezirk betrug in den Berichtsjahren 2.

Das Medizinal-Kollegium.

In dem seit dem 1. April 1878 bestehenden Medizinal-Kollegium der Provinz Westpreussen ist die Mitgliederzahl durch den im April 1884 erfolgten Tod des Medizinalraths Dr. von Bockelmann auf 6 reduzirt. Der chirurgische Assessor Dr. Starck ist in die durch den Tod des bisherigen Inhabers erledigte etatsmässige Medizinalrath-Stelle gerückt und zum Medizinalrath ernannt worden. An den Arbeiten des Medizinal-Kollegiums ist der Regierungs-Medizinalrath Dr. Zeuschner mit betheiligt.

Namentliche Nachweisung der Mitglieder am Schluss des Jahres 1885:
1. Dr. Zeuschner, Regierungs- und Medizinalrath 1871.
2. „ Abegg, Medizinalrath und Geheimer Sanitätsrath 1878.
3. „ Wiebe, Medizinalrath 1878.
4. „ Starck, Medizinalrath 1878.
5. Hendewerk, pharmaceutischer Assessor 1878.
6. Hertel, Veterinar-Assessor und Departementsthierarzt 1878.

Abgesehen von der Superrevision der quartaliter eingegangenen Obduktions- und gerichtlichen Gemüthszustands-Verhandlungen ist das Medizinal-Kollegium mit nachstehenden Gutachten in den Berichtsjahren 1883—1885 befasst gewesen:

1883.

1. Ob nach Lage der Akten ein ursächlicher Zusammenhang zwischen der Thätigkeit des verstorbenen etc. N., die derselbe am 8. Juni 1880 beim Rangiren der Waggons ausübte und der Krankheit anzunehmen ist, welche seinen am 17. Juni 1880 erfolgten Tod herbeigeführt hat, und ob insbesondere die körperliche Anstrengung, welche zum Aufhalten der Waggons seitens des etc. N. aufgewendet ist, als Krankheitsursache und demnächst als Todesursache anzusehen ist.

Das Gutachten vom 24. Februar 1883 lautete:
1. Der etc. N. ist in Folge der am 8. Juni 1880 im Dienste auf ihn einwirkenden Schädlichkeit erkrankt, resp. verstorben.
2. Welche spezielle Dienstleistung, ob insbesondere die körperliche Anstrengung, welche zum Aufhalten der Waggons seitens des N. aufgewendet ist, Krankheits- und demnach Todesursache geworden ist, lässt sich nicht entscheiden.
3. Die Krankheitsursache ist unverschuldet. Das Trinken des kalten Wassers ist irrelevant.

2. Ob die in Rede stehende Wohnung soweit gesundheitsgefährlich ist, dass dieselbe bis zum Schluss des Kontraktjahres, den 11. Mai 1883 ohne Gefahr nicht bewohnt werden konnte.

Das Urtheil vom 14. April 1883 lautete:
„Dass nach Lage der Akten die in Rede stehende Wohnung nicht soweit gesundheitsgefährlich ist, dass dieselbe bis zum Schluss des Kontraktjahres vom 11. Mai 1883 ohne Gefahr nicht bewohnt werden konnte."

3. Ob der Fuselgeruch aus Spiritus resp. Branntweinabgängen, welche in einen Graben abgelassen und belästigenden Geruch verbreiteten, gesundheitsgefährlich ist?

Nach dem Urtheil vom 27. Juli 1883 wurde es für höchst unwahrscheinlich gehalten, dass die Dämpfe aus den erwähnten Abgängen gesundheitsgefährliche Wirkungen äussern können.

4. Inwieweit der Inhalt eines vom Kreisphysikus N. N. gefertigten Sektions-Protokolls von dem in derselben Sache abgegebenen Nachtragsgutachten abweichend ist?

Nach dem Urtheil vom 25. August 1883 waren die vorliegenden Differenzen in der fraglichen Angelegenheit nicht dazu angethan, dem betreffenden Beamten einen so schweren Vorwurf daraus zu machen, dass seine amtliche Stellung in Frage kommen könnte.

5. Ob die Gebärmutterentzündung, welche den am 15. April erfolgten Tod der Frau N. N. zu X. nach dem übereinstimmenden Urtheil der 3 Aerzte zur Folge gehabt hatte, ihre (mittelbare oder unmittelbare) Ursache in Quetschungen der Gebärmutter hatte, welche durch gewaltsame Extraktionsversuche der Angeschuldigten (Hebamme N. N. zu X.) bei der am 4. April erfolgten Entbindung der Frau N. N. zu X. hervorgerufen waren?

Das Urtheil vom 25. August 1883 lautete:

Es ist zwar möglich, jedoch nicht sicher nachzuweisen, dass die Gebärmutterentzündung, an welcher die Frau N. N. zu X. am 15. April starb, die mittelbare oder unmittelbare Folge der Quetschungen der Gebärmutter war, welche durch die gewaltsamen Extraktionsversuche bei der Entbindung am 4. April hervorgerufen waren; es ist die Möglichkeit nicht auszuschliessen, dass die Gebärmutterentzündung durch Infektion, sei es durch Ansteckung von aussen oder durch Selbstinfektion entstanden sein kann.

6. Ob der von den Chemikern N. N. und N. N. analysirte Wein gegypst ist oder nicht?

Das Urtheil vom 15. September 1883 lautete:

dass der analysirte Wein als gegypst nicht anzusehen ist.

7. Ob die analysirten Weine als Piquetweine oder Tresterweine zu erachten sind?

In dem Urtheil vom 15. September 1883 wurde ausgesprochen:

dass zur Entscheidung dieser Frage noch eine anderweite Untersuchung nöthig sei.

8. Was die Todesursache des in der Nacht zum 6. Juni geborenen Kindes der N. N. gewesen ist, und ob nach Lage der Umstände der Tod durch die Fahrlässigkeit oder die böswillige Absicht der Angeschuldigten oder eines Dritten herbeigeführt ist?

Das Urtheil vom 20. Oktober 1883 lautete:

Das Kind ist an Erstickung gestorben; nach Lage der Umstände ist nicht nachzuweisen, dass der Tod durch die Fahrlässigkeit oder die böswillige Absicht der Angeschuldigten oder eines Dritten herbeigeführt worden ist.

9. Superarbitrium über die Todesursache des Kindes der Wittwe N. N. wegen sich theilweise widersprechender Gutachten zweier Medizinalbeamten.

In dem Urtheil vom 20. Oktober 1883 wurde ausgesprochen:

1. Die Todesursache des Kindes der Angeklagten ist in Schädelverletzungen und ihrer Einwirkung auf das Gehirn durch Druck und Blutüberfüllung seiner Häute zu finden;
2. die Schädelverletzungen sind durch wahrscheinlich einmaliges Aufschlagen des Kopfes auf eine harte Fläche erzeugt;
3. dieses Aufschlagen kann durch äussere Gewaltthätigkeit, es kann aber auch durch eine Sturzgeburt bewirkt worden sein, und bietet die letztere mehr Wahrscheinlichkeit dar, als die erstere;
4. Die Anfüllung des Schlundes des oberen Theils der Speiseröhre des Kehlkopfs und der Luftröhre mit Sand, ist zu einer Zeit geschehen, als das Kind in Folge der Schädelverletzungen dem Tode schon nahe war.

5. Dieser Zustand des Kindes kann ein solcher gewesen sein, dass ein Laie das noch bestehende schwache Leben desselben zu erkennen nicht im Stande war.
6. Der Annahme, dass der Sand beim Verscharren des Kindes zufällig in den Schlund, den Kehlkopf und die Luftröhre gefallen, steht das Aktenmaterial nicht entgegen.

10. Ob der Tod des N. N. möglicherweise durch idiopatische Erkrankung an Delirium tremens eingetreten ist, oder ob unbedingt der durch die Verletzungen bewirkte Blutverlust das Delirium tremens und damit den Tod des N. herbeigeführt hat?

Das Urtheil vom 20. Oktober 1883 lautete:

dass es wahrscheinlicher ist, dass N. N. durch Entziehung seines Gewohnheitsgetränks am idiopatischem Delirium tremens zu Grunde gegangen ist, als dass er in Folge des erlittenen Blutverlustes das tödtliche Delirium acquirirt hat, und wir geben deshalb unser Gutachten dahin ab, dass nach Lage der Akten die Möglichkeit nicht ausgeschlossen werden kann, dass der Tod des N. N. durch idiopathische Erkrankung an Delirium tremens eingetreten ist.

11. Ob für die Klägerin die Ursache ihrer Erkrankung an der rechten Hüfte im Februar 1881 im Dienste des Beklagten und ihrer demzufolge eingetretenen ärztlichen Behandlung und Pflege, wie geschehen, während der Zeit vom Februar bis Juni 1881 in den am 16. Februar 1881 im Stalle des Beklagten — beim Kuhmelken — der Klägerin zugefügten Verletzungen — Tritt mit den Füssen — in die rechte Körperseite — liegt? und ob die im Jahre 1879 der Klägerin durch den Fall von einer Treppe zugefügte Beschädigung an der rechten Hüfte in ihren Krankheitsfolgen als von wesentlich bestimmendem Einfluss auf die Art und Dauer der Krankheit der Klägerin während der Zeit vom Februar bis Juni 1881 in Folge der Kuhtritte anzusehen ist?

Das Urtheil vom 31. Oktober 1883 lautete:

„dass die Klägerin allein in Folge der am 16. Februar 1881 im Kuhstall des Beklagten erlittenen Verletzungen erkrankt und dadurch genöthigt worden ist, sich in ärztliche Behandlung und Pflege zu begeben. Ein möglicherweise von einer früheren Verletzung zurückgebliebener Rest hat keinen wesentlichen Einfluss auf den Verlauf und die Dauer der Krankheit der Klägerin gehabt."

12. Superarbitrium über die Zurechnungsfähigkeit eines jugendlichen Brandstifters N. N.

Das Urtheil vom 20. Dezember 1883 bejahte die Zurechnungsfähigkeit, indem nicht angenommen wurde, dass dem etc. N. nicht die Fähigkeit, die Folgen seiner Handlungen zu überlegen, innewohne.

In einem späteren Urtheile vom 20. Juni 1885 wurde auf Grund neuer Thatsachen die Unzurechnungsfähigkeit desselben angenommen.

13. Ob schon jetzt die Dienstunfähigkeit bei dem Lehrer N. N. für nachgewiesen zu erachten ist?

In dem Urtheil vom 29. Dezember 1883 wurde die Frage bejaht!

1884.

14. Gutachten über die Beschaffenheit zweier Weine auf Grund der chemischen Analysen der Chemiker S. und B.

In dem Urtheil vom 19. Januar 1884 wurde ausgesprochen, dass die fraglichen Weine als Piquetweine anzusehen sind.

15. Ob das Bedürfniss und die Zweckmässigkeit eines Gesetzes, betreffend die Veräusserung von in erster Hand befindlichen Apothekenkonzessionen vorhanden ist?

(Der Entwurf des Gesetzes war beigefügt.)

In dem Urtheil vom 8. März 1884 wurde ausgesprochen, dass der Verkauf einer konzessionirten Apotheke vor Ablauf des zehnten Jahres nach ihrer Eröffnung nur nach vorher nachzusuchender Erlaubniss der vorgesetzten Behörde stattfinden darf.

16. Ob der Lehrer N. N. wegen Schwäche beziehentlich Krankheit seiner geistigen Kräfte zur Erfüllung seiner Amtspflicht als dauernd unfähig zu erachten ist?

Das Urtheil vom 8. März 1884 lautete:

dass der Lehrer N. N. nach Lage der Akten weder an intellektueller Schwäche noch an einer Krankheit der geistigen Kräfte leidet, dass derselbe aber mit einer sehr erheblichen moralischen Schwäche behaftet ist, deren Ueberwindung zwar nicht für unmöglich erachtet werden kann, die ihn aber für die Dauer ihres Bestehens zur Erfüllung seiner Amtspflicht unfähig macht.

17. Ob der Altsitzer N. N. zu X. geisteskrank, und wenn das der Fall ist, ob derselbe im Sinne des Allgemeinen Landrechts für wahnsinnig oder blödsinnig zu erachten sei?

In dem Urtheil vom 8. März 1884 wurde ausgesprochen:

„dass der etc. N. N. zu X. im Sinne des Gesetzes blödsinnig ist".

18. Ob eine Polizeiverordnung, welche die Erfüllung der den Hebammen durch § 5 der Allgemeinen Verfügung vom 6. August 1883 (Amtsblatt der Regierung pro 1883 Seite 254) im sanitätspolizeilichen Interesse auferlegten Verpflichtungen sicher zu stellen bezweckt, für ein Bedürfniss zu erachten ist, und ob eine Polizeiverordnung zur Erzwingung der Anordnungen unter No. 2, 4 und 6 im Hinblick auf § 30 der Reichsgewerbeordnung vom 1. August 1883 (Reichsgesetzblatt Seite 186) erlassen werden darf, insbesondere aber gegenüber den bereits zum Gewerbetriebe auf Grund des Prüfungszeugnisses zugelassenen Hebammen?

Das Urtheil vom 26. April 1884 lautete dahin:

dass eine Polizeiverordnung für die Provinz (welche beide Regierungsbezirke N. N. und N. N. umfasst) im sanitätspolizeilichen Interesse als ein Bedürfniss zu erachten ist, jedoch die Erfüllung dieses Bedürfnisses durch Erlass einer bezüglichen Polizeiverordnung für so lange als unzulässig erscheint, als nicht der § 30 der Reichsgewerbeordnung im Sinne des § 5 der Ministerialverfügung auf gesetzlichem Wege abgeändert ist.

19. Ob Erfrierungstod oder Erstickungstod des neugeborenen Kindes der verehelichten N. N. zu X. die höhere Wahrscheinlichkeit für sich hat, und ob eine oder die andere Todesart für ausgeschlossen zu erachten ist?

Das Urtheil vom 24. Mai 1884 lautete:

1. Das Kind der Angeklagten war ein neugeborenes, reifes und lebensfähiges.
2. Dasselbe hat nach der Geburt gelebt.
3. Es ist an Erstickung gestorben.
4. Die Erstickung findet die beste ursächliche Erklärung in der Angabe der Mutter über die Art der Geburt und die Bedeckung des Kindes mit Schürze und Rock.
5. Der Erfrierungstod ist nach Lage der Akten auszuschliessen.

20. Ob auf Grund des Obduktionsbefundes der Leiche des N. N. und auf Grund der Aussage des praktischen Arztes Dr. G., welcher den Verstorbenen am 10. und 11. September gesehen und bereits hochgradige Krankheitserscheinungen der Trichinose, wie Anschwellungen der Augenlider, allgemeine Muskelschmerzen und asthmatische Beschwerden an demselben wahrgenommen hat, anzunehmen ist, dass der an der Trichinose verstorbene Vater des Angeklagten in Folge des Genusses trichinösen Schweinefleisches in der Zeit vom 16.—18. August an dieser Krankheit erkrankt ist, oder ob derselbe

nicht vielmehr erst später nach dem 18. August trichinöses Fleisch genossen haben muss, um die gedachten Krankheitserscheinungen am 10. oder 11. September zu erklären?

Das Urtheil vom 14. Juni 1884 lautete:

> dass sowohl die im Allgemeinen über Trichinose gemachten Erfahrungen als das in den Akten vorliegende Material keinen Grund gegen die Annahme auffinden lassen, dass die Trichinose des Denatus von dem in der Zeit vom 16.—18. August 1883 genossenen Schweinefleisch herrühre.

21. Ob und weshalb eine der Erhängung vorausgegangene todtbringende Erwürgung oder Erstickung des Denatus ausgeschlossen erscheine?

Das Gutachten vom 8. Juli 1884 lautete:

> Es ist möglich, dass der Erhängung des Denatus eine todtbringende Erstickung vorausgegangen ist; es ist aber auch möglich, dass Denatus durch Selbsterhängen gestorben ist. Im ersten Falle war die Beihülfe einer zweiten Person nothwendig; im zweiten Falle musste Denatus in der Lage sein, selbstständig in die Schlinge zu gelangen.

22. In einem Rechtsstreit des praktischen Arztes L. zu X. wurde dem Medizinal-Kollegium seitens des Gerichts die Frage vorgelegt:

> ob die Diphtheritis zu den allgemein anerkannten kontagiösen Fiebern gehört, durch deren Behandlung das Leben des Arztes selbst gefährdet wird? (Edict — Taxe — vom 21. Juni 1815 I No. 4.)

Das Urtheil vom 30. Oktober 1884 lautete:

> „dass die Diphtheritis den ansteckenden Krankheiten beizuzählen ist und bei ihrer Behandlung eine Ansteckung auf den Arzt übergehen kann."

1885.

23. Ob der Altsitzer N. N. bei seiner gerichtlichen Vernehmung am 3. Oktober 1883 so schwachsinnig war, dass dadurch seine freie Willensbestimmung ausgeschlossen war?

In dem Urtheil vom 27. Februar 1886 wurde ausgesprochen:

> dass, nach den angegebenen Thatsachen eine solche Schwachsinnigkeit am 3. Oktober 1883 zwar möglich war, aus den Akten aber ebensowenig wie das Gegentheil sich nachweisen lässt.

24. Ob und in welchem Grade die Annahme von der Gesundheitsschädlichkeit des Wassers eines Gymnasialbrunnens zu X. zutrifft, und

welche Massnahmen zur Beseitigung des vorhandenen Uebelstandes geboten erscheinen?

Das Urtheil vom 14. März 1885 lautete:

> „dass die Gesundheitsschädlichkeit in dem Wasser des Gymnasialbrunnens zu X. in erheblichem Grade anzunehmen ist, weil dasselbe sehr stark verunreinigt ist und wegen der offenbaren Zeichen der Fäulniss die Bedingungen zur Entwickelung topischer und infektiöser Wirkungen in sich schliesst;
>
> dass der Gehalt des Wassers an schädlichen Bestandtheilen so gross und überdies die Lage des Brunnens neben dem noch in Benutzung befindlichen Begräbnissplatz ist, dass ein gutes Trinkwasser sich erst in bedeutender Tiefe vorfinden wird und nur durch einen Brunnen aus eisernen Röhren, bei welchen der Zutritt des Wassers aus den obern Schichten des Seitenterrains gänzlich abgeschlossen ist, wird erschlossen werden können. Es wird hierzu noch bemerkt, dass mit der Herstellung eines derartigen Brunnens erst dann wird vorgegangen werden können, wenn das erschlossene Wasser vorher genau und sorgfältig auf seine Zusammensetzung geprüft und nichts Verdächtiges darin gefunden worden ist."

25. Ob das Trinkwasser aus dem Brunnen der Präparanden-Anstalt zu X. zum Gebrauche für die Zöglinge der Anstalt als gesundheitsschädlich zu bezeichnen ist?

In dem Urtheil vom 14. März 1885 wurde ausgesprochen:

„dass das Wasser in dem Brunnen der Präparanden-Anstalt als ein gesundheitsschädliches und zwar sowohl als Trinkwasser als auch als Kochwasser bezeichnet werden muss."

26. Ob das Verhalten der Hebamme N. N. zu X. bei der Entbindung der Frau G. den Mangel derjenigen Eigenschaften, welche bei Ertheilung des Prüfungszeugnisses vorausgesetzt worden sind, klar erkennen lässt?

Das Urtheil vom 9. September 1885 sprach aus:

„dass die Hebamme N. N. in ihrem ganzen Verhalten bei der Entbindung der Frau G. diejenigen Kenntnisse und diejenige Einsicht durchaus hat vermissen lassen, welche bei der Ertheilung des Prüfungszeugnisses vorausgesetzt worden sind."

27. Ob die Frau N. N. lebend oder bereits getödtet aufgehängt worden und ob Selbstmord ausgeschlossen ist?

Das Urtheil vom 17. Oktober 1885 lautete:
1. Denata ist an Erstickung gestorben.
2. Selbstmord ist ausgeschlossen.
3. Die Erstickung ist durch Verschluss von Nase und Mund eingeleitet und durch Erhängen vollendet worden.

28. Superarbitrium über den Geisteszustand des N. N.

Das Urtheil vom 30. Dezember 1885 lautete:

„dass der Geisteszustand des N. N. bis dahin ein solcher nicht ist, welcher berechtigt ist, denselben für blödsinnig oder wahnsinnig zu erklären."

Apothekenwesen.

Mehreren Apothekern des diesseitigen Bezirks ist auf Grund des Tit. I. § 15 c der revidirten Apotheker-Ordnung, beziehungsweise des § 2 Abschnitt 2 des Reglements vom 11. August 1864 gestattet worden, einen Lehrling halten zu dürfen, ohne dass gleichzeitig ein Gehülfe in dem Geschäft servirt. In der betreffenden Verfügung ist aber jedesmal ausdrücklich hervorgehoben, dass sich die Erlaubniss nur auf den vorliegenden einzelnen Fall erstreckt, nicht generell ertheilt ist, und daher in jedem Wiederholungsfalle von neuem nachgesucht werden müsse. Nicht ertheilt wurde diese Genehmigung in einem Falle, wo der Antrag von dem Administrator der Apotheke ausging.

Die Zahl der in den Berichtsjahren zu Gehülfen geprüften Lehrlinge betrug:

1. für das Jahr 1883 5
2. „ „ „ 1884 7
3. „ „ „ 1885 10
zusammen 22.

Sämmtliche 22 Examinanden bestanden die Prüfung, in 2 Fällen mit dem Prädikat „sehr gut"; in 11 Fällen mit dem Prädikat „gut"; in den übrigen mit dem Prädikat „genügend".

In Betreff der Ergänzungsprüfung im Latein, die für Abiturienten von solchen Schulen, denen die Berechtigung zur Ausstellung von Befähigungszeugnissen für den einjährigen Freiwilligendienst zuerkannt ist, in denen aber das Latein nicht obligatorischer Lehrgegenstand ist, behufs ihrer Aufnahme als Apothekerlehrlinge vorgeschrieben ist, war zu bemerken, dass die Dauer der Lehrzeit erst von dem Zeitpunkt an gerechnet wird, von welchem das Ergänzungszeugniss datirt; und dass die Ausstellung dieses Zeugnisses bloss im Namen des Direktors, und nicht im Namen des Realgymnasiums einen formellen Mangel begründet, dem jedoch in dem hier vorgekommenen Falle ausnahmsweise nach eingeholter ministerieller Genehmigung nicht Rechnung getragen wurde.

Ueber die Zahl und Vertheilung der Apotheken im diesseitigen Bezirk giebt die nachstehende Tabelle Aufschluss.

Zahl der Apotheken am Schlusse des Jahres 1885.

Kreis	Zahl der Apotheken	Zahl der Orte, in welchen Apotheken sind	Auf je eine Apotheke kommen Einwohner	Hülfspersonal	
				Gehülfen	Lehrlinge
Berent	2	2	23 179	.	1
Carthaus	1	1	58 824	.	1
Landkreis Danzig	5	5	16 310	2	2
Stadtkreis Danzig	13	3	8 832	15	11
Landkreis Elbing	2	2	18 689	.	.
Stadtkreis Elbing	6	1	6 381	8	7
Marienburg	6	4	9 968	4	3
Neustadt	3	3	21 577	2	3
Pr. Stargard	6	5	12 824	4	4

Von diesen 44 selbstständigen Apotheken sind 20 privilegirt und 24 konzessionirt. 3 davon befinden sich im Besitze von Apotheker-Wittwen und werden durch je einen dazu bestellten approbirten und vereidigten Pharmazeuten verwaltet.

In den nachstehenden Krankenhäusern finden sich Dispensiranstalten:

1. im Diakonissenhause in Danzig.
2. „ Marienkrankenhause in Danzig.
3. „ Diakonissenhause in Marienburg.
4. „ Marienkrankenhause in Marienburg.
5. „ Krankenstift in Elbing.
6. „ Diakonissenhause in Elbing.
7. „ Augusta-Hospital in Neustadt.
8. „ Marienstift in Neustadt.
9. „ St. Josephs-Krankenhaus in Pelplin.

Die Verabfolgung der Arzneien ausschliesslich an Kranke der Anstalt geschieht unter Verantwortung des dirigirenden Arztes. Demselben sind in einzelnen Häusern Apothekerinnen beigegeben, welche ihre Befähigung zur Dispensation von Arzneien in einer Dispensiranstalt durch eine vorhergegangene und bestandene Prüfung nachgewiesen haben. Diese Prüfung wird in Danzig vor einer dazu bestellten Kommission, bestehend aus dem Kreisphysikus und Sanitätsrath Dr. Glaser und dem Medizinal-Assessor Hendewerk, abgelegt. Die Prüfungsverhandlungen werden dem Regierungs-Präsidenten eingereicht, von dem die Befähigungszeugnisse im Falle bestandener Prüfung ertheilt werden. Jeder Anmeldung zur Prüfung ist der Nachweis einer mehrmonatlichen Beschäftigung der Bewerberinnen in Apotheken beizufügen. Die Zahl der Geprüften und Bestandenen in den Berichtsjahren beläuft sich auf 5.

Ausser den Dispensiranstalten in den Krankenhäusern sind auch noch an einzelnen Orten Haus-Apotheken der Aerzte für die Dispensation der nothwendigsten Mittel ihrer Praxis vorhanden. Die Zahl derselben beläuft sich im diesseitigen Bezirk auf 4, und zwar 1. die des praktischen Arztes Dentler in Stutthof, 2. die des praktischen Arztes Geppelt in Krockow, 3. die des praktischen Arztes Dr. Funk in Schweizerhof (Landkreis Danzig) und 4. die des praktischen Arztes Dr. Ganzer in Altfelde. Die Anlage der letzteren ist mittelst Präsidial-Verfügung vom 6. Dezember 1884 genehmigt worden. Sie besteht seit dem 1. Februar 1885, nachdem die Eröffnungsrevision am 31. Januar 1885 vollzogen worden war. Endlich existirt noch im Seebad Kahlberg eine Filial-Apotheke seit 1881. Sämmtliche Apotheken, Dispensiranstalten und Haus-Apotheken der Aerzte unterliegen der Revision nach dreijährigem Turnus, so dass in der Regel alljährlich $1/_3$ davon revidirt wird. Das Ergebniss der Revisionen in den Berichtsjahren war ein im Ganzen befriedigendes. Nur in einem Falle wurde wegen mangelhaften Befundes und weil der Besitzer des Geschäfts über die Abstellung der Mängel eine Anzeige an den Physikus gemacht hatte, die sich hinterher nicht bestätigt fand, eine Nachrevision auf Kosten des Besitzers angeordnet und ausgeführt. Von wesentlichen Mängeln ist insbesondere hervorzuheben, dass in fünf Fällen, zum Theil eine grosse Anzahl von Gewichten in der Offizin zu leicht, beziehungsweise unrichtig befunden wurde, und dass deswegen eine Bestrafung der Besitzer auf Grund des § 369, 2 des Strafgesetzbuchs erfolgen musste. Bestrafungen wegen Ueberschreitung der Taxe auf Grund des § 148 der Reichs-Gewerbe-Ordnung sind nicht herbeigeführt worden. Auch ist auf Grund des § 367, 5 des Reichs-Straf-Gesetzes keine Anklage gegen einen Apotheker erhoben worden. Ebensowenig haben sich die in den früheren Berichtsjahren erwähnten Vergehen durch Verwechselung von Morphium mit Calomel wiederholt. Wegen der Ankündigung eines Salicylsäuren-Streupulvers seitens eines Apothekers als Mittel gegen verschiedene Krankheitszustände wurde demselben eröffnet, dass zwar das Feilhalten und der Verkauf eines Salicylsäuren-Streupulvers im Handverkauf innerhalb der Apotheke nicht unter Verbot steht, dagegen dessen Ankündigung als Heilmittel gegen bestimmte Krankheitszustände mit den im § 14 der revidirten Apotheker-Ordnung vom 11. Oktober 1801 bezeichneten Berufspflichten der Apotheker nicht vereinbar ist, da durch eine derartige Ankündigung das Publikum zur Entnahme des Medikaments zu Heilzwecken angeregt werden soll.

Die Revisionsbescheide enthalten jedesmal an die Apotheker die Aufforderung, binnen einer je nach Art und Umfang der vorgefundenen Mängel kürzer oder länger bemessenen Frist die Abstellung derselben zu bewirken, sowie auch dem zuständigen Physikus eine Anzeige darüber zu machen, sofern Letzterer nicht am Wohnort des Apothekers seinen Wohnsitz hat. In diesem Falle ist der Physikus nach Ablauf der zur Erledigung der Mängel gestellten Frist veranlasst, eine Nachrevision vorzunehmen, in dem anderen Falle aber auf Grund der von den Apothekern erstatteten Anzeige zu berichten. In dem Berichte ist nicht nur zu erwähnen, ob das Monitum beseitigt ist, sondern auch in welcher Weise die Beseitigung erfolgt ist.

Der Verkehr mit Arzneiwaaren.

Die Zahl solcher Personen, welche sich ausser den Apothekenbesitzern mit der Verabfolgung von Arzneimitteln befassen (Droguisten, Kaufleute) ist im diesseitigen Bezirk — namentlich in den grösseren Städten — nicht unerheblich. Die Geschäfte sind daher zweifellos einträglich, ein Nutzen, der jedoch weniger einem innerhalb der gesetzlichen Grenzen sich bewegenden als ausserhalb derselben gelegenen Geschäftsbetriebe zu entspringen scheint. Von letzterem haben bisweilen die Arzneiverkäufer (Droguisten) kein volles Bewusstsein, andernfalls verbinden sie damit die raffinirteste Absichtlichkeit. Dafür sprechen die Bestrafungen, die für einen Droguenhändler in der Stadt Danzig im Jahre 1884 wegen wiederholten Betruges und Betrugsversuches mit zusammen zwei Jahren Gefängniss und Verlust der bürgerlichen Ehrenrechte auf. zwei Jahre, sowie mit Eintausendeinhundertachtzig Mark Geldstrafe, eventuell noch einhundertachtzehn Tagen Gefängniss, und für dessen Geschäftsführer wegen wiederholter Begünstigung mit zusammen sechs Monaten Gefängniss endeten. In anderen Fällen verblieb es wegen unerlaubten Verkaufs von Arzneimitteln bei geringeren Geldstrafen.

Die Geschäftslokale der Droguen- und Giftwaarenhändler unterliegen polizeilichen Revisionen. Auch werden derartige Revisionen in Verbindung mit den Apotheken-Revisionen von den zu letztern bestellten Revisions-Kommissarien bewirkt. Bei dieser Revision in den letzten Jahren ergab sich, dass zwar im Allgemeinen die Einrichtung den Geschäftszwecken entsprechend, im Einzelnen aber nicht immer mit den gesetzlichen Vorschriften im Einklang standen. Letzteres machte sich besonders in denjenigen Droguenhandlungen bemerkbar, in welchen zugleich ein Handel mit Giften betrieben wurde. Aber auch die Beschränkungen, die für den Handel mit Droguen, Präparaten und arzneilichen Zubereitungen im öffentlichen Verkehr durch die Verordnung vom 4. Januar 1875 und später vorgeschrieben worden sind, haben mehrfach nicht die erforderliche Beachtung gefunden. Grösstentheils wurden allerdings nur Zahn- und kosmetische Mittel aller Art angetroffen, die als Zubereitung im Sinne der Verordnung vom 4. Januar 1875 nicht gelten; indessen fand sich beispielsweise auch eine Lösung von Salicylsäure in Form eines Mundwassers vor, die nach dem Ministerial-Erlass vom 21. August 1879 als unstatthaft gelten musste. Andere Zubereitungen waren ohne Weiteres durch die Verordnung vom 4 Januar 1875 für ausgeschlossen zu erachten. Ein besonderes Streben nach dem Handel mit Geheimmitteln hat sich nicht zu erkennen gegeben, obwohl doch auch Anklage deswegen erhoben wurde. Auch den Droguisten wird jedesmal auf Grund des Ergebnisses der Revision ein Bescheid zugefertigt, worin sie auf die Mängel und Fehler aufmerksam gemacht und zu deren Beseitigung binnen einer bestimmten Frist veranlasst werden. Nach Ablauf der letzteren wird vom Physikus des Wohnorts eine Nachrevision vollzogen und über die Abstellung der Mängel Bericht erstattet.

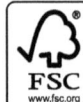

If you have any concerns about our products,
you can contact us on
ProductSafety@springernature.com

In case Publisher is established outside the EU,
the EU authorized representative is:
**Springer Nature Customer Service Center GmbH
Europaplatz 3, 69115 Heidelberg, Germany**

Printed by Libri Plureos GmbH
in Hamburg, Germany